体が硬い人のヨガ入門

4週間プログラム

HIKARU

DVDつき

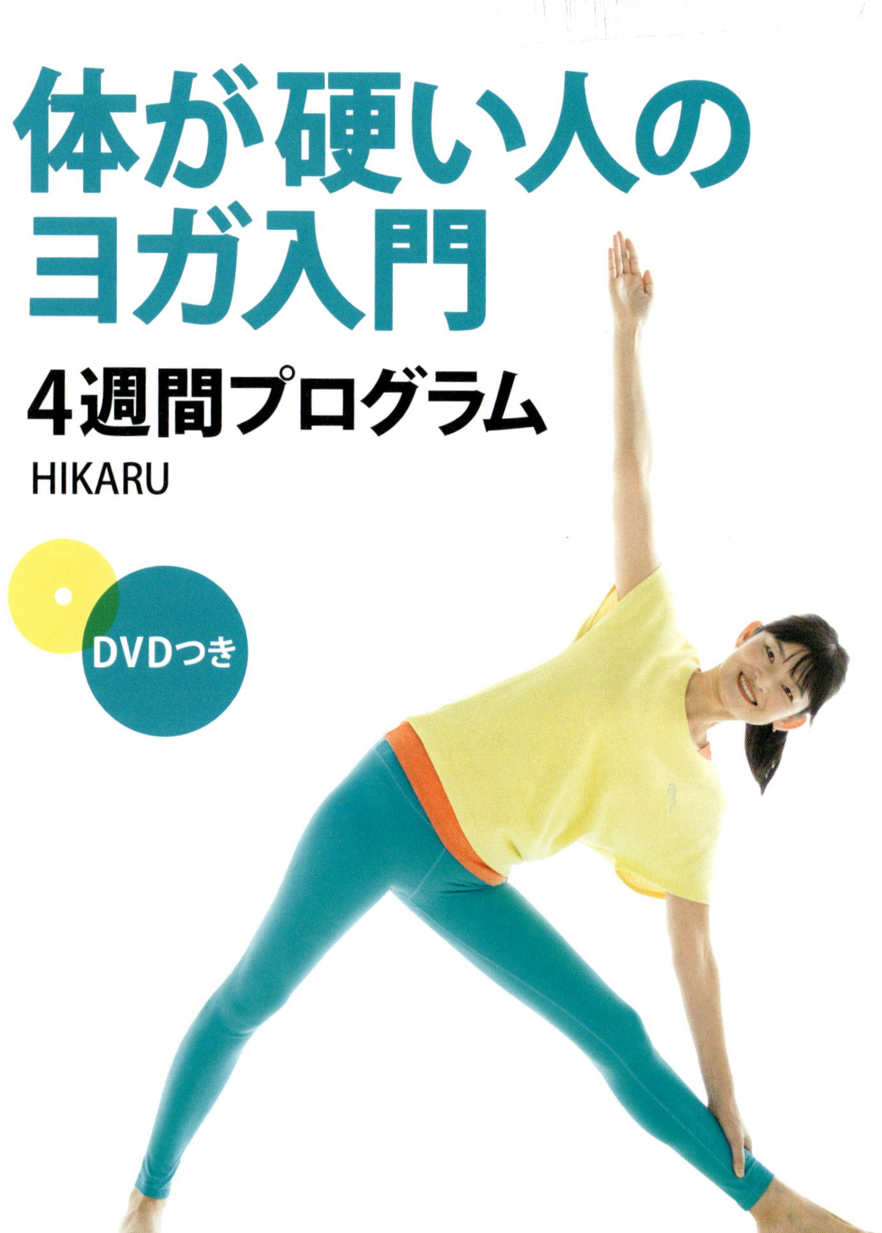

はじめに

「体が硬いのですが、大丈夫でしょうか?」

これは私が今まで、ヨガをやってみたいと思っている方からいちばん多く聞いてきた質問です。そして、2番目に多い質問は、「ヨガをすると、体がやわらかくなるでしょうか?」です。

私自身も、練習し始めたころには、それはそれは体が硬く、立った状態で前屈をしても、手が全く床につかず、思うように体を動かすことができませんでした。体のこわばりから頭痛や腰痛に悩む日々を送っていました。ヨガに出会い、コツコツと日々の練習を続けて20年近くになりますが、そのころに比べるとずいぶんと体の硬さから解放されて、体をさまざまな方向に動かしやすくなりました。

実は今でも体が硬く感じる日もあります。ただ、ヨガを始める前との大きな違いは、体が緊張して、

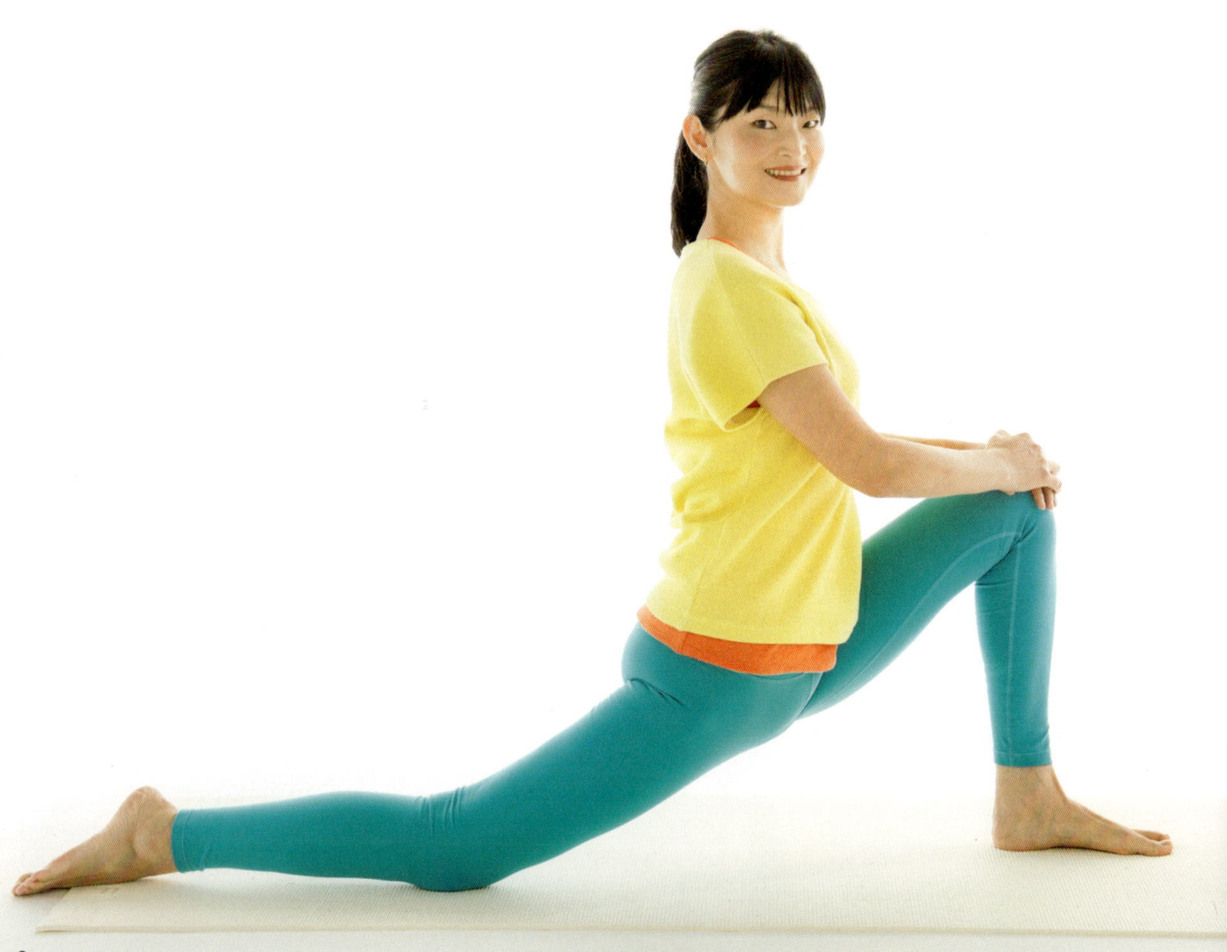

硬くなっていくのが早い段階でわかるようになったこと。完全に凝り固まってしまう前に動かすようにしています。練習を繰り返していくうちに、ヨガを始めた当初よりは、体の強さとやわらかさの両方が徐々に備わっていき、日々の自分の体との付き合い方がわかるようになりました。

練習し始めのころは体の硬さを感じるかもしれませんが、どうかあきらめず、その週の同じメニューを**まずは1週間続けてみてください。**体を動かしてみると、いろんなことがわかってきます。まずは今現在、体のどこが、どのように硬くなっているのかを見つけてみましょう。回数を繰り返していくうちに、後ろの足がうまく踏み込めてないな、右と左では得手不得手があるな、前屈と後屈の動きでは呼吸の入り方が違うな、などと少しずつ詳細がわかるようになります。

もともとヨガは、体をやわらかくすることを目的としたメソッドではなく、ポーズの美しさを競うものでもありません。どのくらい曲がらないとダメとか、完成ポーズができないからダメなどと、**落ち込む必要は全くありません。**自分の体にマッサージをする気持ちで、ゆったりと呼吸をしながら、ヨガのさまざまなポーズを利用して、硬さからくる不快感から体を解放してあげましょう。そして、日々の自分の体と向き合い、うまく付き合っていくことをめざしましょう。

体の硬さは心の状態とかかわりがあるかもしれないし、なにげなく行っている日常の生活習慣に原因があるのかもしれません。ポーズの練習に加えて、呼吸法や瞑想の練習をするうちに、体だけでなく、**心のやわらかさも得られることでしょう。**

後半のページでは、「アーユルヴェーダ」というヨガと姉妹関係にある生命科学から、自分に合った有益な生活のリズムの作り方をご紹介します。ヨガの時間だけでなく、日常生活のクオリティも上げていきましょう。

幅広い世代の方々に楽しんでもらえるように、土台が安定しにくかったり、伸びを感じにくい場合のイージーポーズも紹介しています。まずは1週目から4週目まで順に練習されることをおすすめしますが、途中でやりにくい動きが出てきたら、あまりこだわりすぎずに、次のポーズにスキップしても大丈夫です。または、ご自身の体調に合わせて、興味のわいたポーズから始めても大丈夫です。気長に地道にやりましょう。

いったん4週目まで終えたら、もう一度1週目に戻って、2巡目3巡目と繰り返しやってみてください。最初に練習を始めたころと比べると、徐々に**体の硬さがほぐれ、しなやかに動かせるようになっているのを実感**できるはずです。
本書を通して、読者の皆様がご自身の体と心と向き合う、豊かなひとときのサポートが少しでもできたら幸いです。

それでは、練習をスタートしましょう!

——— HIKARU

Contents

Relaxation
4週間プログラムを始める前に ……… 9

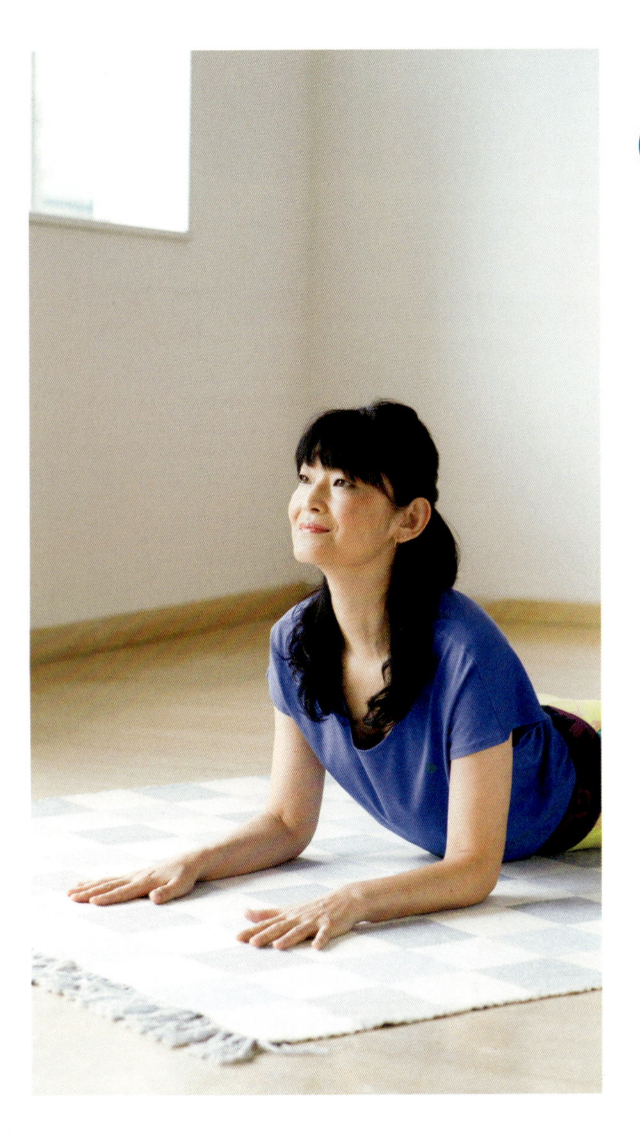

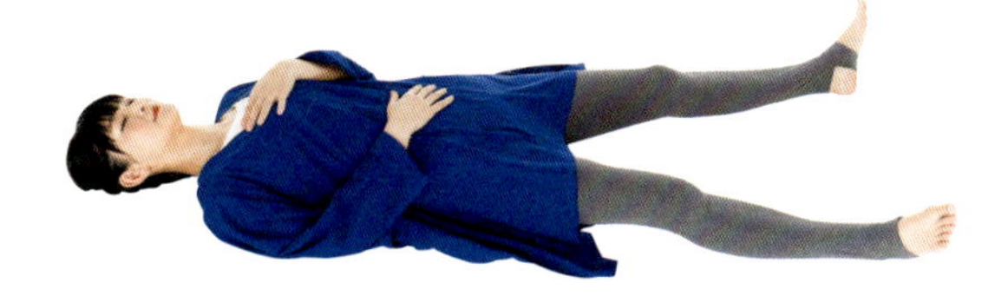

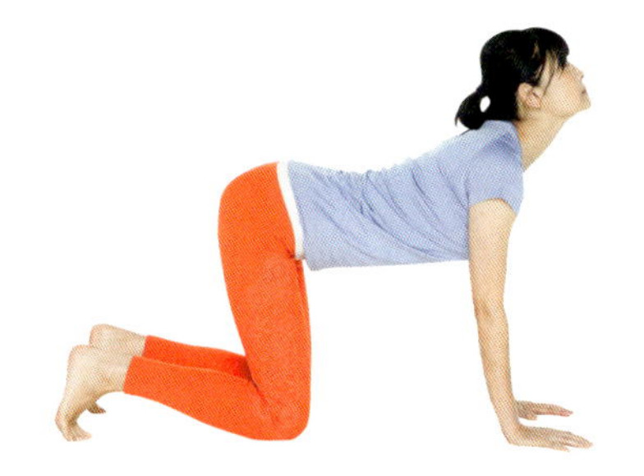

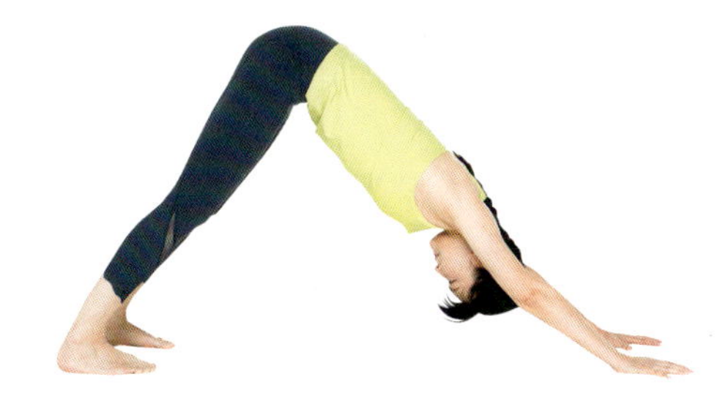

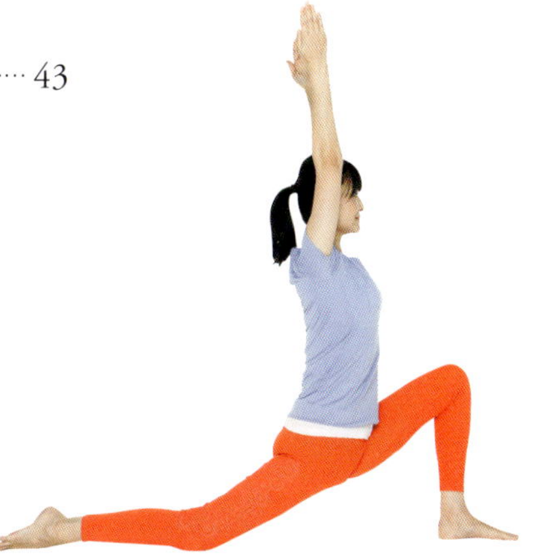

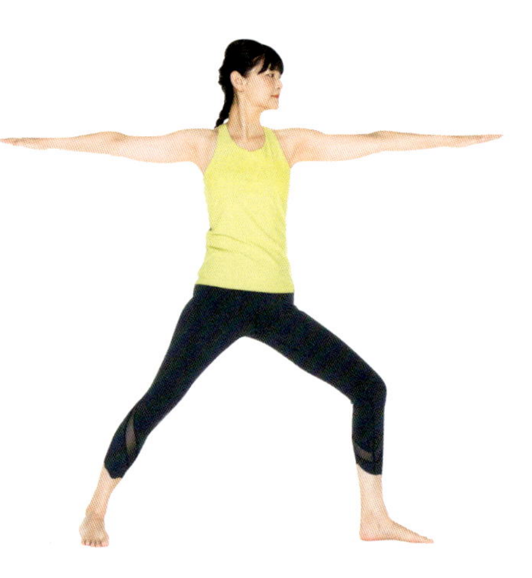

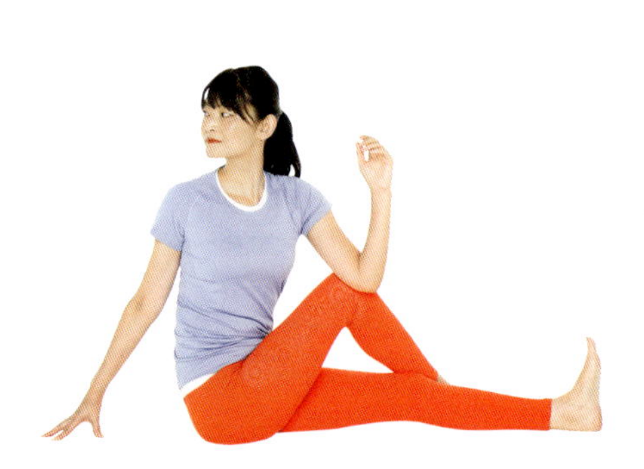

Ayurvedic Lifestyle

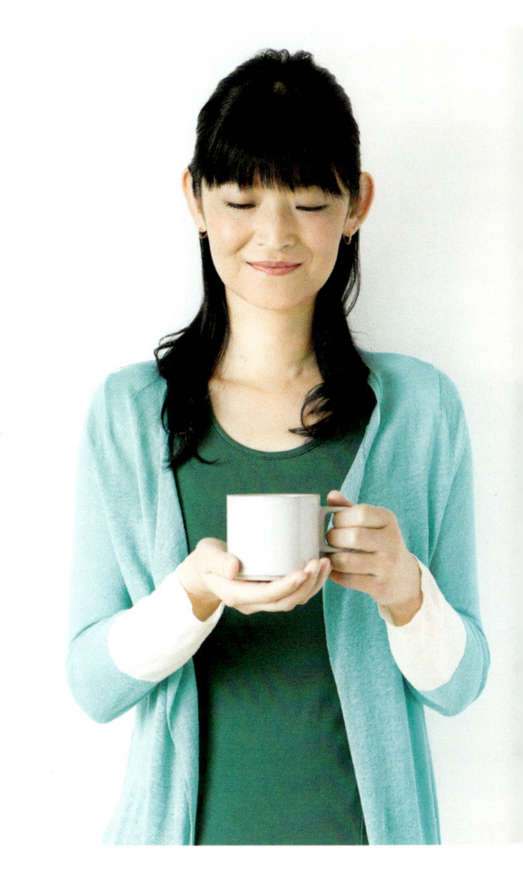

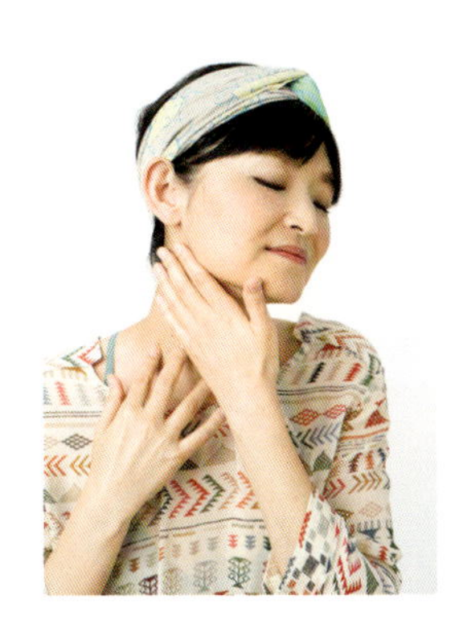

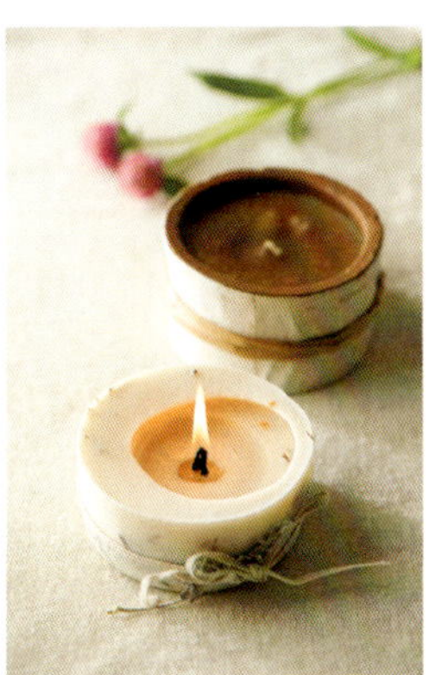

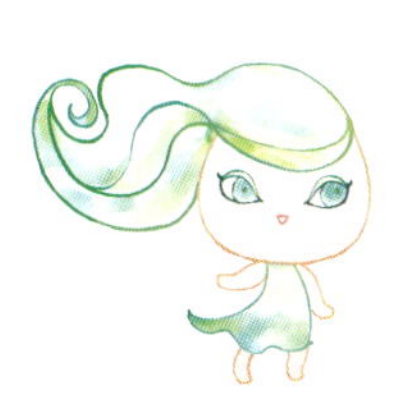

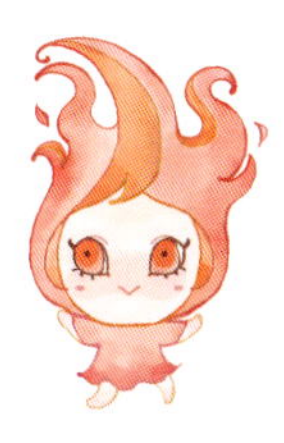

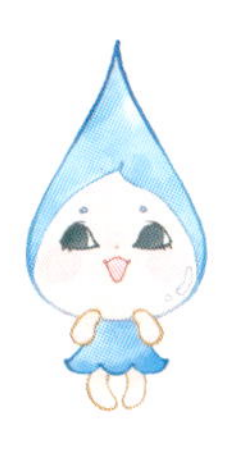

ヨガをするときの7つのルール

1 空腹時に練習しよう

食べてすぐに練習すると、気持ち悪くなるだけでなく、消化の妨げにもなります。食事の前に練習するか、食後であれば、3時間は空けて練習しましょう。

2 動きやすい服に着替えよう

体を動かしやすい練習着に着替えて行いましょう。パジャマのままではなく、練習着に着替えることで、ヨガの練習をしようというモチベーションにもつながります。

3 集中できる環境を整えよう

テレビや携帯電話を OFF にして、練習中に集中の妨げになりそうなものを片づけましょう。呼吸をたくさんしますから、室内の換気をして、できるだけ快適な温度に調節しましょう。

4 月経3日目まではお休みしよう

気分が重かったり、体調が万全ではなくても、呼吸法やポーズの練習をすることでスッキリすることもあります。ただし熱があるときはお休みしましょう。月経中は少なくとも、経血の多い初めの3日間はお休みして。

5 午前中の練習がおすすめ

ライフスタイルに合わせて一日の中で習慣的にできる時間を決めましょう。おすすめは朝起きてシャワーを浴びたあと。ただ、湯船につかった入浴後は温まりすぎて、ヨガの練習には適していません。また、寝る直前にヨガをすると、寝つきが悪くなる可能性もあるので、夜なら夕食前がおすすめです。

6 自分自身に意識を向けて

心と体の状態は毎日異なります。忙しくて難しいときもあると思いますが、ヨガの時間は意識をすべて自分自身に向けて、体の感覚はどうか、呼吸と連動しているか、といった今の自分の感覚を楽しみましょう。

7 練習の習慣を作ろう

毎日練習するのが難しいときは、2日以上は連続でサボらないようにすることをおすすめします。昨日休んだから、今日は必ずやろうと決めると、週に3～4回はできるので、体の変化もわかかりやすくなるはず。どうも練習しないとスッキリしないという感じになってきたら、ヨガが生活の一部になりはじめた証拠です。

Relaxation

4週間プログラムを始める前に

ヨガの練習の初めと終わりには、心と体の緊張をほどき、
自分の内側に意識を向けるリラクゼーションの時間が大切です。
基本の呼吸法や、さまざまなポーズの前後によく出てくる
基本のリラックスポーズもここで練習しておきましょう。

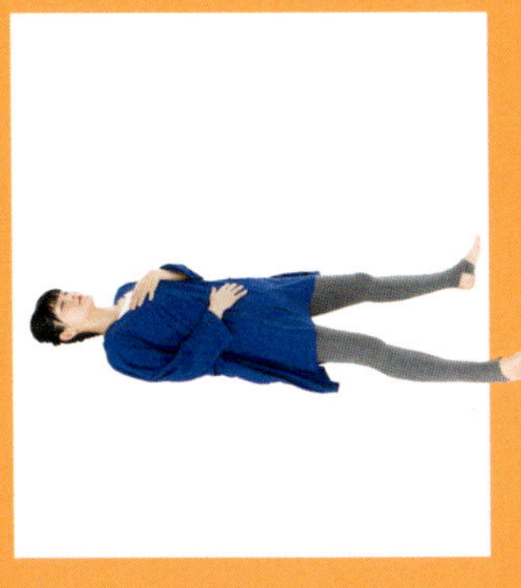

初めのリラクゼーション

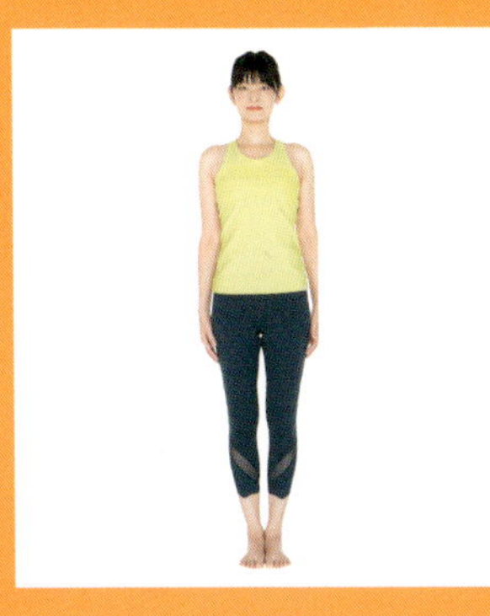

山のポーズ

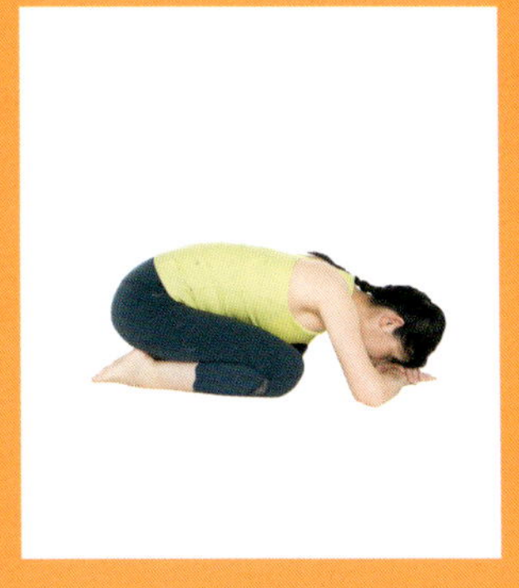

子どものポーズ

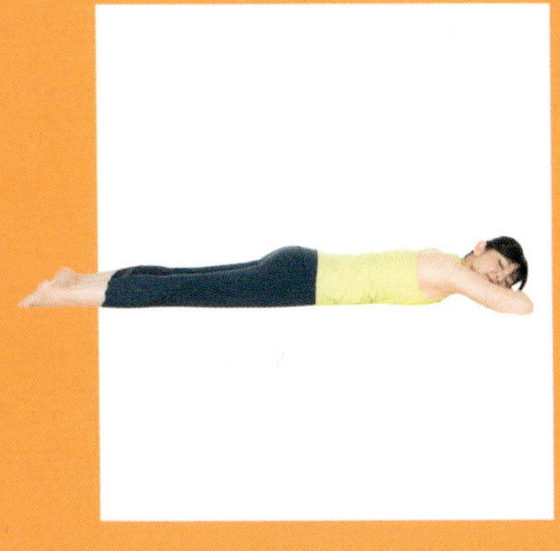

ワニのポーズ

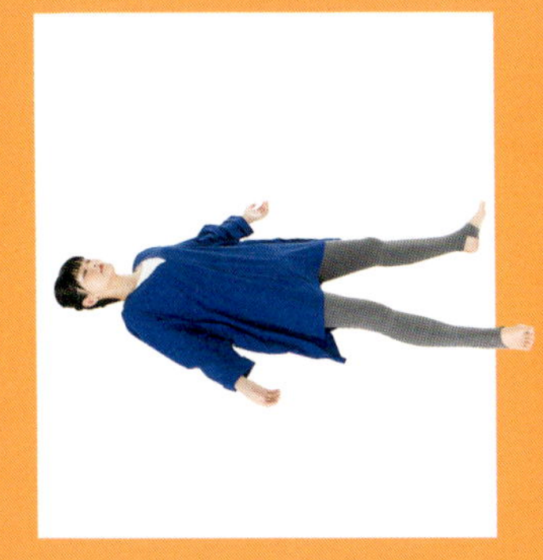

終わりのリラクゼーション

初めのリラクゼーション

Savasana

完全呼吸

Full Yogic Breathing

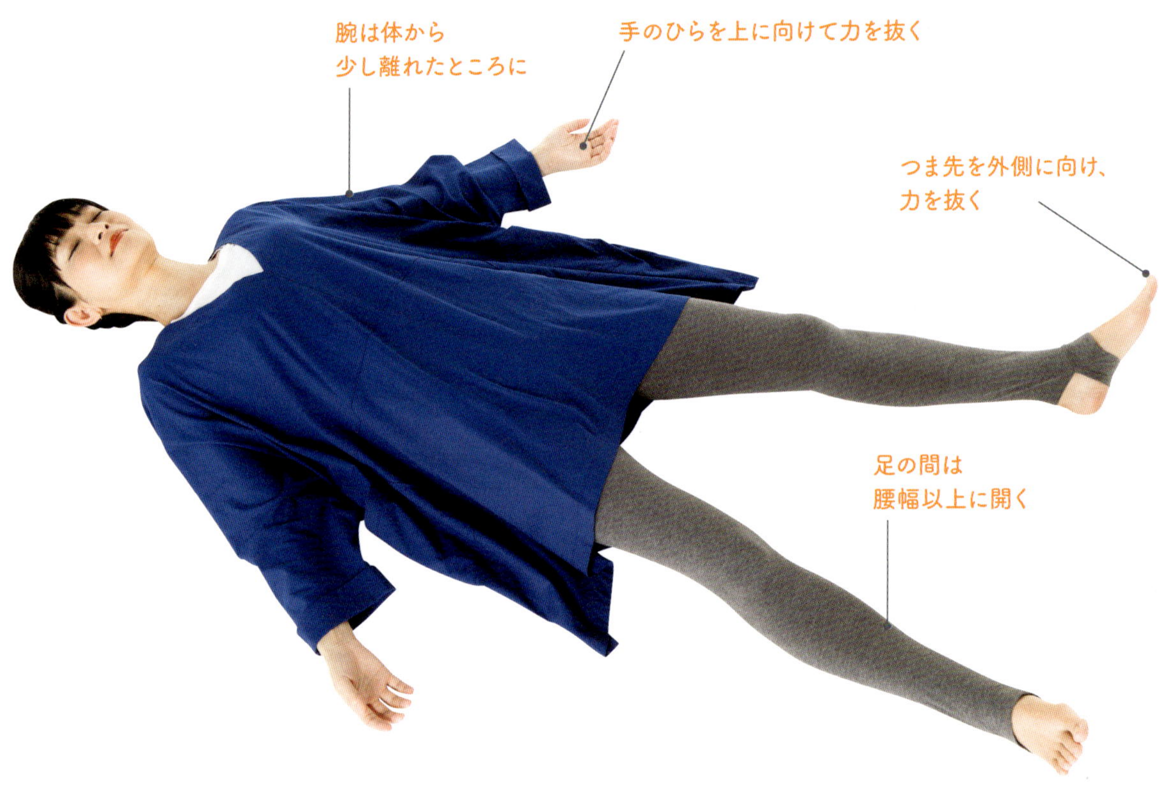
腕は体から
少し離れたところに
手のひらを上に向けて力を抜く
つま先を外側に向け、
力を抜く
足の間は
腰幅以上に開く

1. マットの上に足を伸ばして、仰向けになります。鼻からの自然な呼吸を続けながら、体全体の感覚や気分はどうか、今の自分自身をしばらく観察します。

応援アドバイス

- ヨガの練習を始める前に、今の体の感覚や気分はどんな感じがするのか、自然な呼吸とともに、自分自身に意識を向けてみましょう。
- 日常からの緊張が体や心にあるかもしれません。内側への意識や気づきが、これから始める練習への集中につながります。
- ヨガの基本の鼻呼吸に慣れるために、肺全体を使う意識で「完全呼吸」を行います。頭の中の忙しさ、心の緊張や不安が多くなったときには、このリラクゼーションを単独で行うこともおすすめです。

効果

- 心身の緊張を解く
- ポーズ練習に入る準備
- 自分の内側に意識を向ける

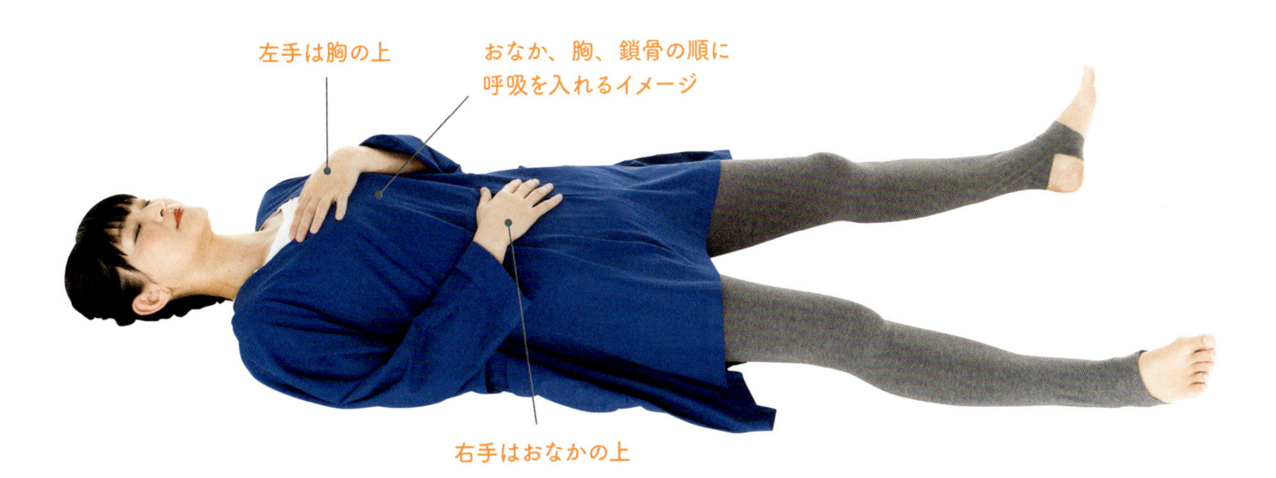

2. 完全呼吸の練習を始めます。右手をおなかの上に、左手は胸の上に置きます。引き続き鼻からの呼吸で、おなか、胸、鎖骨の３つのエリアを意識しながら、深い呼吸をします。
3. おなか、胸、鎖骨の順番に呼吸を入れます。
4. おなかから、胸から、鎖骨からの順番で息を吐きます。
5. 3～4 を５～６回繰り返します。
6. 最後の回の吐く息のあとに、ゆっくりと自然な呼吸に戻します。手を床に戻して全身の力を抜きます。

リセット・リラックスのポーズ

Reset & Relax Pose

1. 山のポーズ

Tadasana

● 太陽礼拝やさまざまな立位のポーズの前後に行う、ヨガの基本の立ち方です。

首を長く保つ

肩の力を抜く

腰の下のほうから背骨一個一個のスペースを感じる

尾てい骨を下げる

ひざを伸ばして足を真っすぐに

足の親指を合わせる

足の親指の付け根、小指の付け根、かかとの3点に均等に体重をのせる

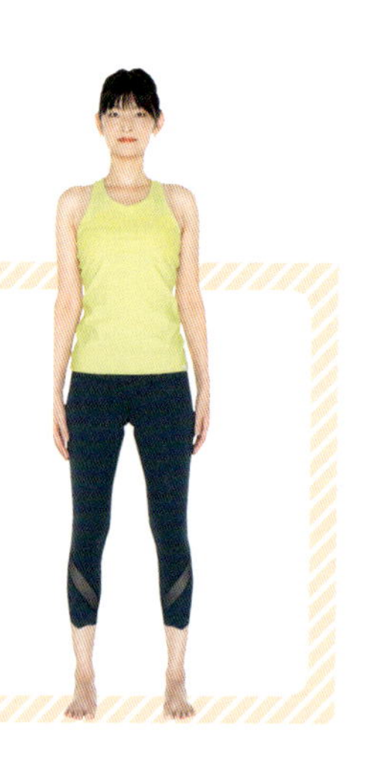

Easy

足の間は腰幅、つま先は平行にして、足裏全体で体を支えます。本書第1～4週のプログラムで出てくる山のポーズはこちらです。

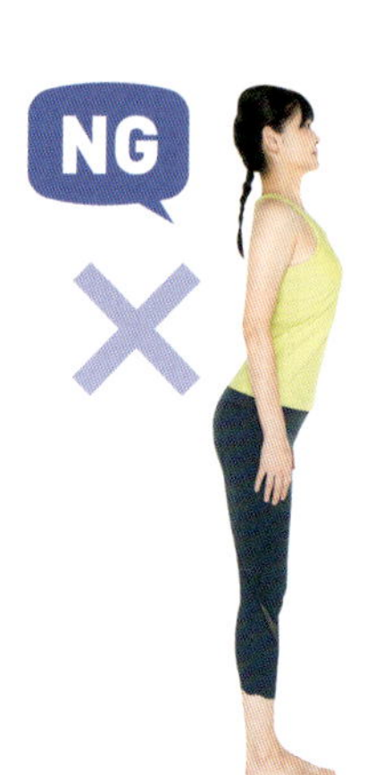

お尻が後ろに、肋骨が前に突き出ています。

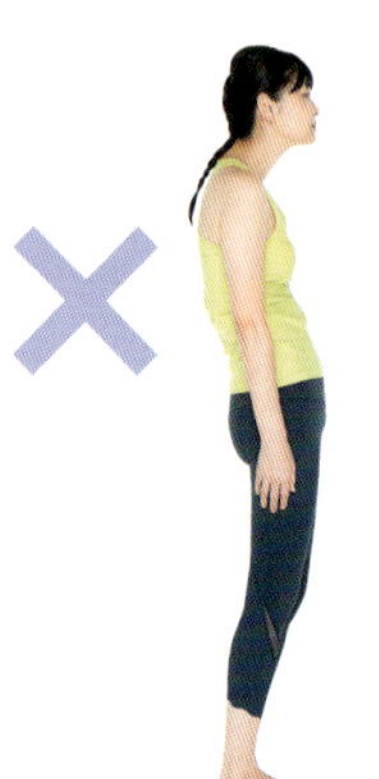

背中が丸くなり、下腹が出ています。

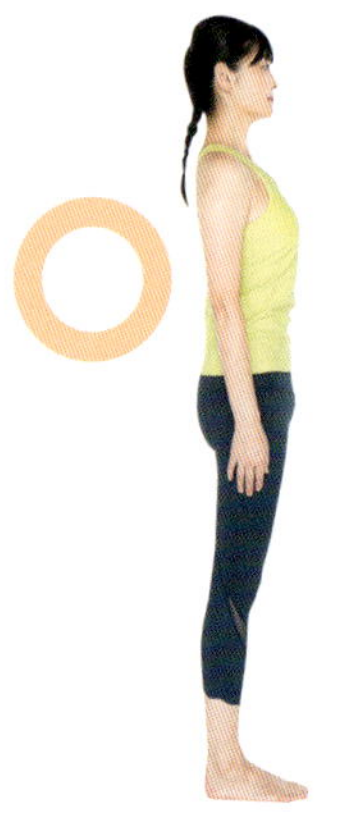

胸を張りすぎたり、猫背にならないよう、背筋を真っすぐ伸ばします。

応援アドバイス

- ポーズの練習の始めや終わりに、またはポーズとポーズの間に行うポーズです。前のポーズの余韻を味わったり、次のポーズへの集中を高める大切な時間です。
- ポーズ練習の前後にこれらのリセットポーズをとることで、体に負担をかけることなく、集中力を保ちながら練習を続けることができます。

2. 子どものポーズ

Balasana

- 手足で体を支えるポーズ、後屈系のポーズ後に行います。

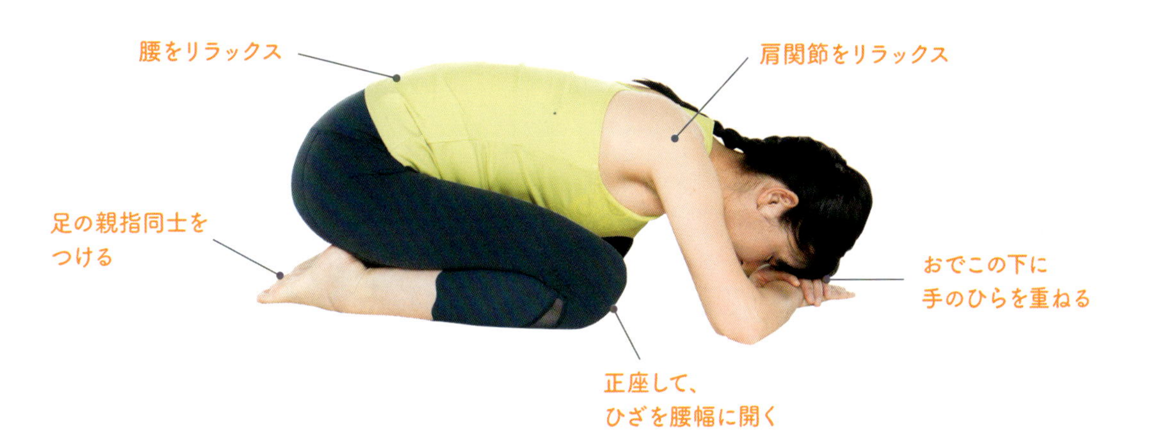

腰をリラックス
肩関節をリラックス
足の親指同士をつける
おでこの下に手のひらを重ねる
正座して、ひざを腰幅に開く

3. ワニのポーズ

Makarasana

- うつ伏せで行うポーズ、後屈系のポーズの前後に行います。

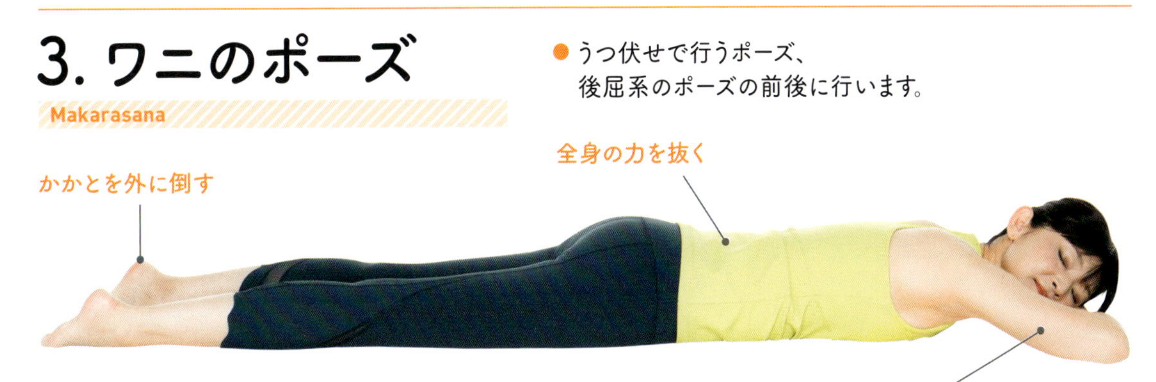

全身の力を抜く
かかとを外に倒す
手で枕を作って、頭をどちらかに向ける

終わりのリラクゼーション

Savasana

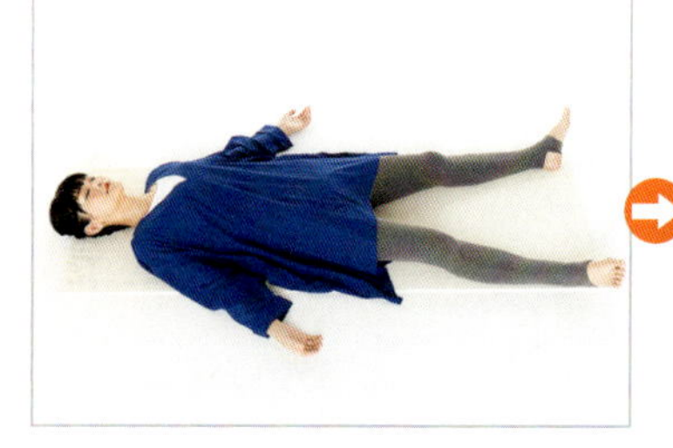

1. マットの上に足を伸ばして、仰向けになります。足は腰幅程度に開いて、腕は体から少し離れたところに、手のひらを上に向けておきます。

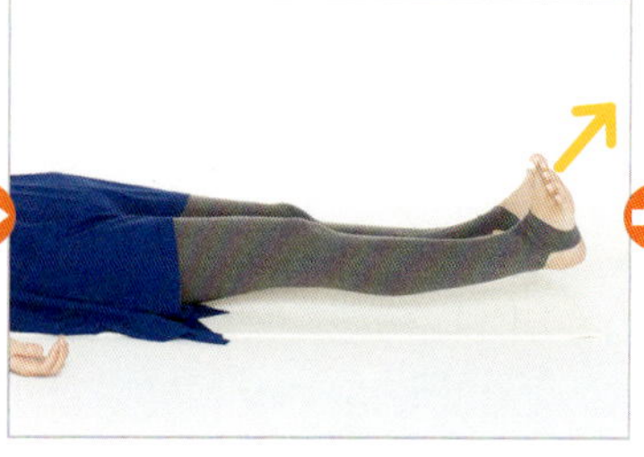

2. 右足のかかとを床から2～3cm持ち上げて、斜め遠くに突き出します。2～3呼吸キープ。ゆっくりおろして、反対側も行います。

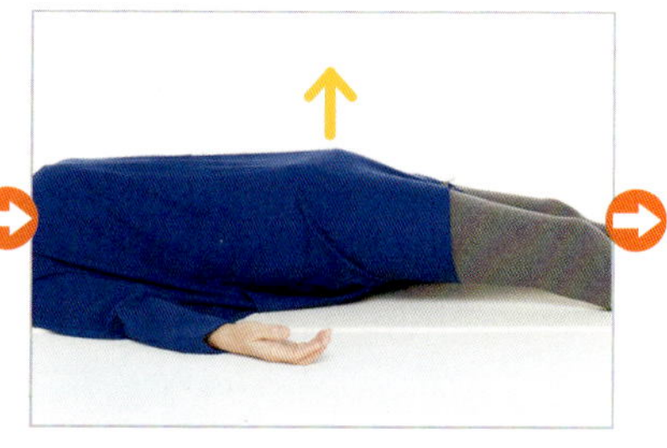

3. 骨盤を床から上に持ち上げて、2～3呼吸キープ。ゆっくりおろします。

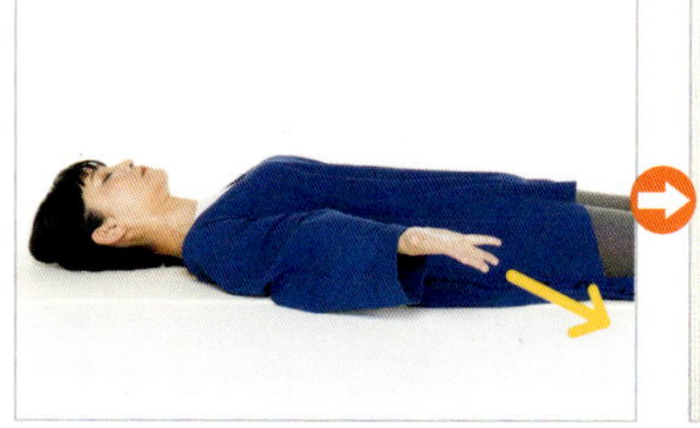

7. そのまま手をパーに開いて、さらに指先まで遠くに伸ばして、2～3呼吸キープ。ゆっくりおろします。

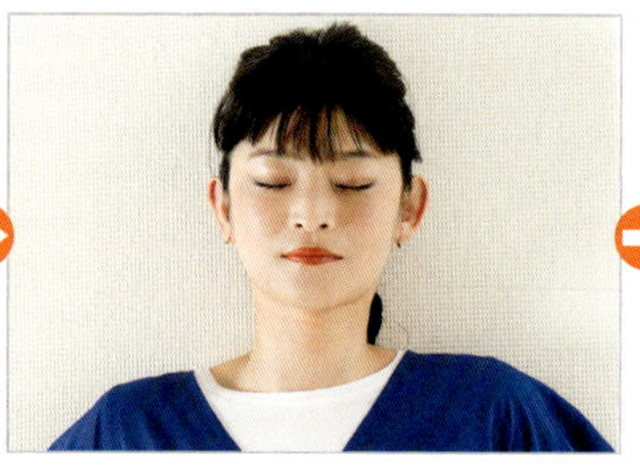

8. 鼻を中心に顔の筋肉を中央にぎゅっと集めて、2～3呼吸キープ。一度力を抜いてから、口から舌を出して、舌の先を足のほうへ伸ばし、同時に視線は頭の上のほうを見て、長い顔で2～3呼吸キープ。舌をゆっくり口の中に戻してから、目を閉じます。

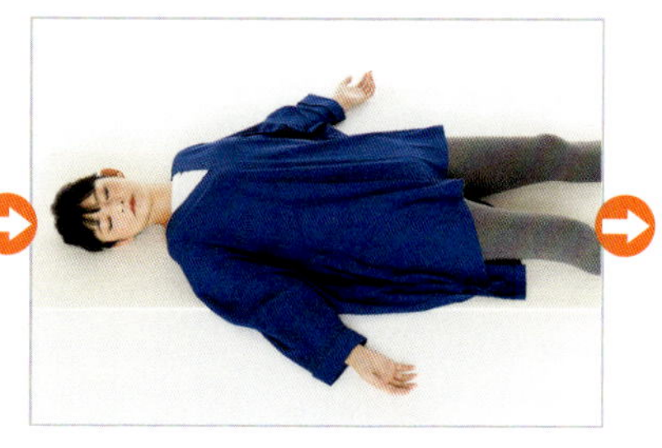

9. 頭を左右にゆっくりと転がして、真ん中に感じるところに落ち着けます。もし頭が後ろに傾いている感覚が残っていたら、あごを胸のほうに少し戻して、首回り、肩回りの力を抜きます。

応援アドバイス

- ポーズの練習後は全身をリラックスさせましょう。体のパーツごとに、あえて緊張させてから弛緩させるという動作を繰り返します。
- 汗が引いていくので、寒い季節には毛布などをかけて行うのもいいでしょう。
- 少し長めの静かな時間とともに、体と心のすべてを解放させます。頭の中の忙しさ、心の緊張や不安が高まったとき、一日の終わりにこのリラクゼーションを単独で行うこともおすすめです。

効果

- ポーズ練習後に体を休める
- 心身の緊張を和らげる
- 頭を落ち着かせる

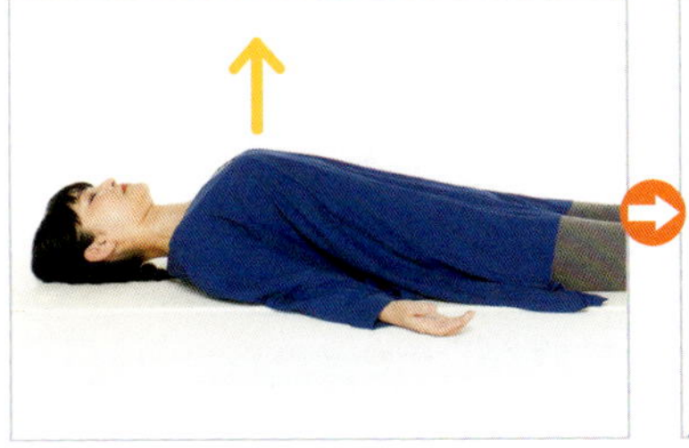

4. 胸が天井のほうへ引っぱられるように持ち上げて、2～3呼吸キープ。ゆっくりおろします。

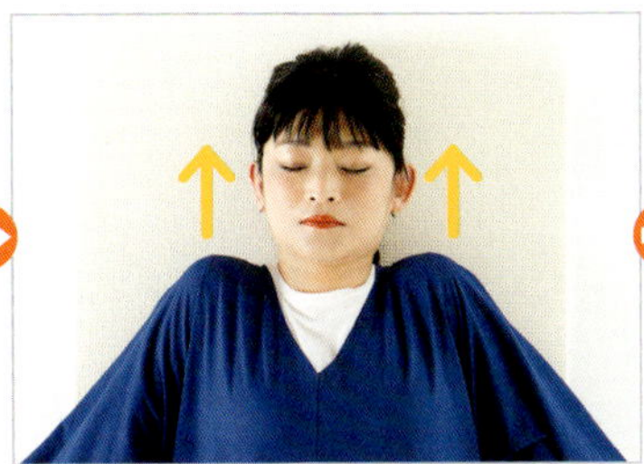

5. 両方の肩を耳のほうにぎゅーっと寄せて、2～3呼吸キープ。肩の力を抜きます。

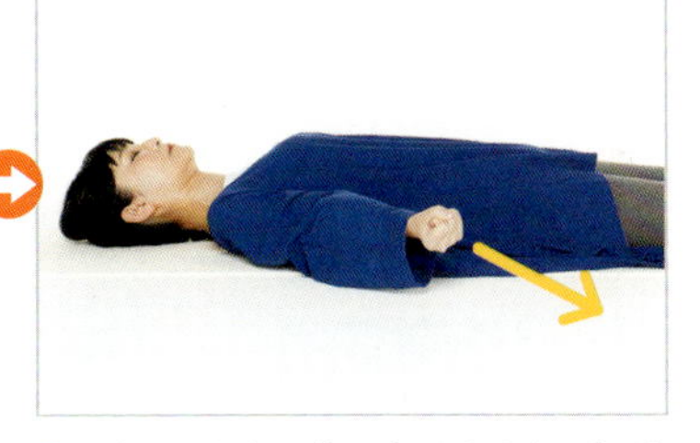

6. 手のひらを天井に向けたまま、握りこぶしを作って床から2～3㎝持ち上げます。斜め遠くに伸ばして、2～3呼吸キープ。

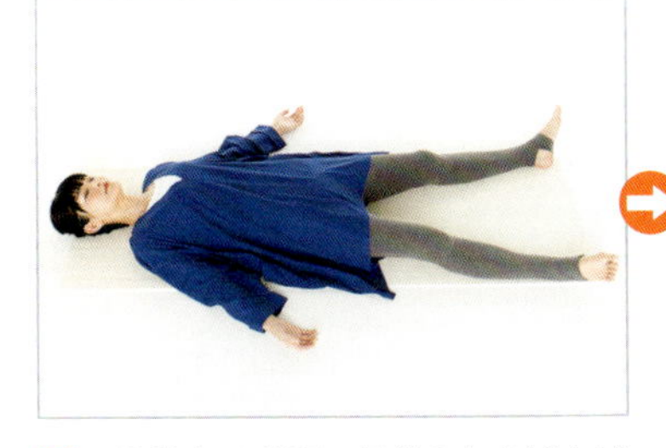

10. 骨盤やひざ頭、足首の力をどんどん抜きます。おなかの力もさらに抜いて、内臓もしばらく休ませます。眉間には大きなスペースを感じて、顔全体の力を抜きます。頭の中もしばらく休ませます。鼻からの自然な呼吸を続けながら3分ほど体と心、そして魂を休めます。

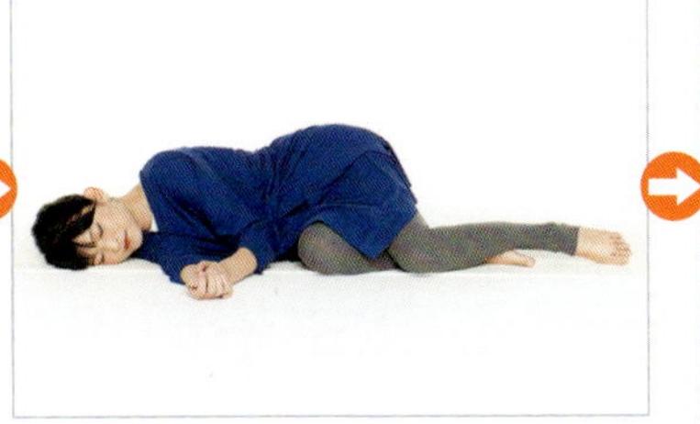

11. 呼吸の中に意識を少しずつ戻します。手の先、つま先を動かしながら、体の感覚を少しずつ戻します。両方のひざをゆっくりと立てて、全身で右側に転がり、背中を少し丸めるようにして、気持ちのいい場所を探します。

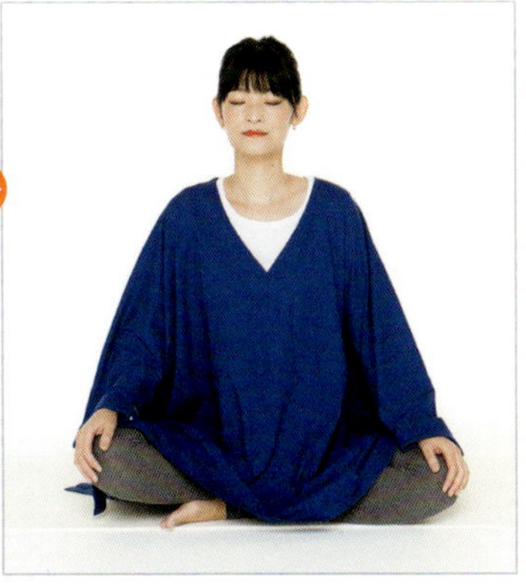

12. 両手で床を押しながら、横からゆっくりと起き上がります。軽く足をクロスして、呼吸を整えます。

本書プログラムの進め方

本書のプログラムは第1～4週の基本メニューを中心に構成されています。
各週メニューの前後にリラクゼーションや呼吸法、瞑想などを自由に組み合わせて練習してください。HIKARU おすすめのセットメニューをご紹介します。

【各週セットメニュー】
（約25分、ボーナス週は約40分）

第１～ボーナス週のプログラムの前後に、初めと終わりのリラクゼーションを加えた、本書の基本セットメニューです。

初めのリラクゼーション
（p.10-11）

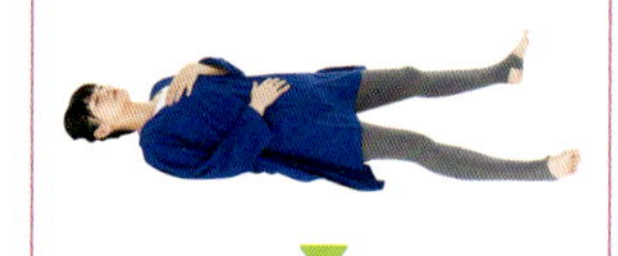

▼

第1～4週、ボーナス週プログラムのいずれか
（p.23-75）

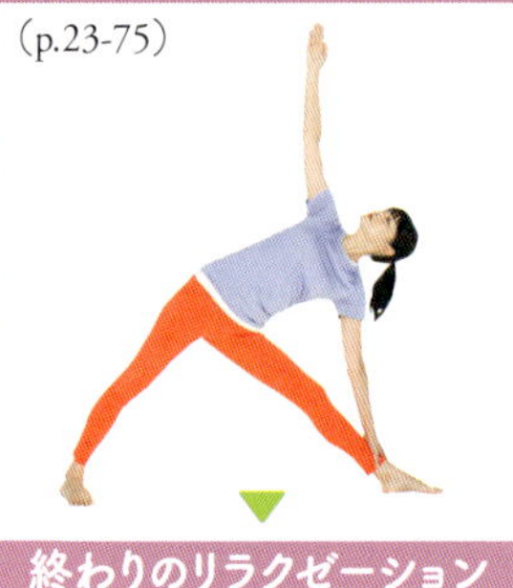

▼

終わりのリラクゼーション
（p.14-15）

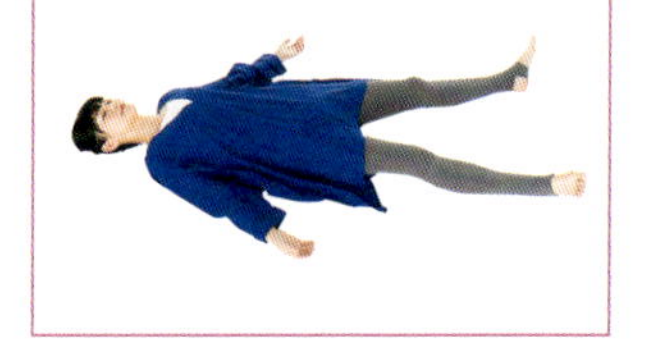

【瞑想セットメニュー】
（約14分）

今日はポーズの練習はお休みして、自分を見つめる静かな時間を過ごしたいという日におすすめの、瞑想中心のメニューです。

初めのリラクゼーション
（p.10-11）

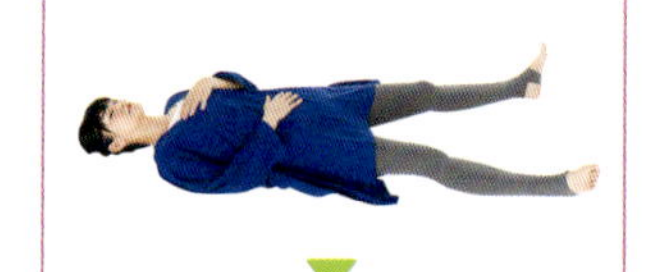

▼

片鼻調気法
（p.76-77）

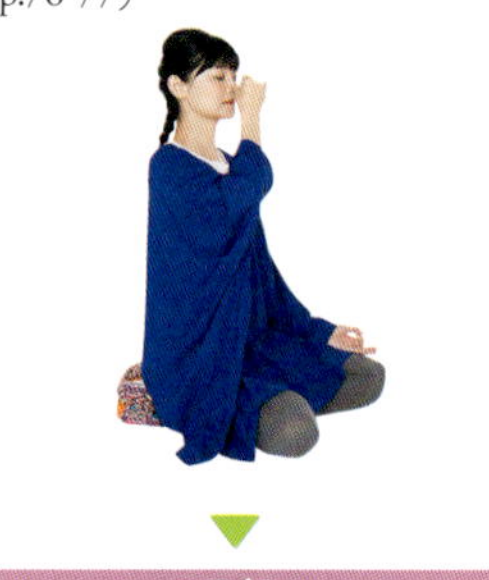

▼

瞑想
（p.78-79）

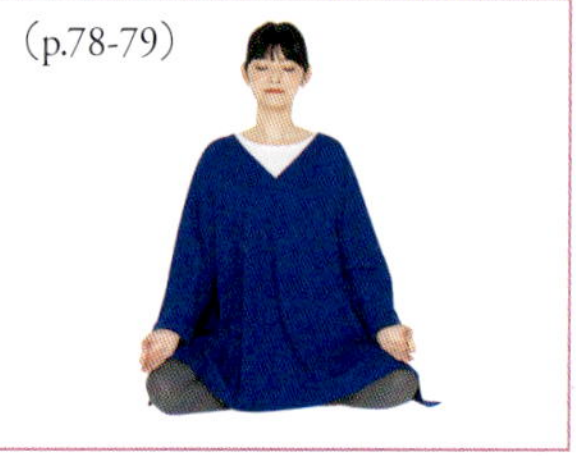

【フルセットメニュー】
（約70分）

本書の第１～４週プログラムを続けてみっちり練習したい！という方はこちらをどうぞ。実際にスタジオでレッスンを受けたような、充実のフルセットメニューです。

初めのリラクゼーション
（p.10-11）

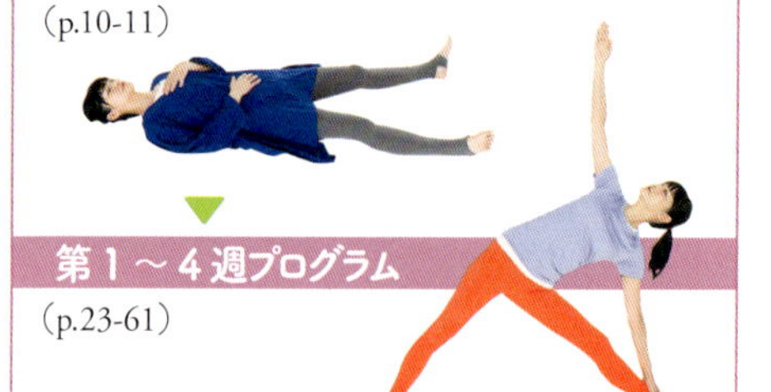

▼

第１～４週プログラム
（p.23-61）

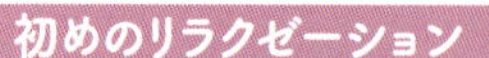

▼

終わりのリラクゼーション
（p.14-15）

▼

片鼻調気法
（p.76-77）

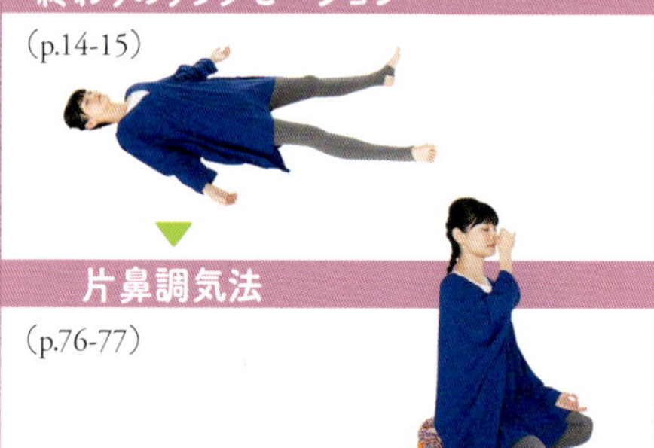

▼

瞑想
（p.78-79）

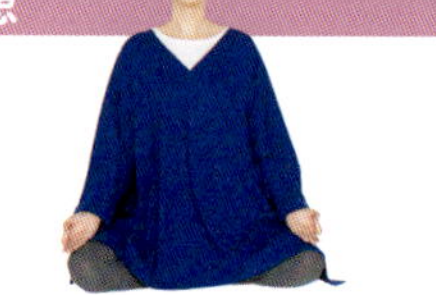

DVDの使い方

【メインメニュー】

初めのリラクゼーション
ヨガの練習を始める前に、必ず初めのリラクゼーションを行いましょう。

太陽礼拝ビギナーバージョン
ボーナス週の前のウォーミングアップ、太陽礼拝のビギナーバージョンです。第1～4週プログラムの前に行ってもOKです。

体が硬い人の
ヨガ入門
4週間プログラム

初めのリラクゼーション

第1週 ウォーミングアップ
第2週 コア
第3週 リフレッシュ
第4週 バランス
ボーナス週 チャレンジ

太陽礼拝ビギナーバージョン
終わりのリラクゼーション
片鼻調気法
瞑想

HIKARU

各週セットメニュー　瞑想セットメニュー　フルセットメニュー　ALL PLAY

選択すると、それぞれのメニュー画面に進みます。

終わりのリラクゼーション
各週プログラムの最後は終わりのリラクゼーションでクールダウン。

片鼻調気法
心身のバランスを整える呼吸法です。瞑想の前にもおすすめ。

選択すると、初めのリラクゼーション→第1～4週ポーズ→終わりのリラクゼーション→片鼻調気法→瞑想の順で流れます。

瞑想
選択すると、瞑想の映像が流れます。途中で音楽がなくなりますので、再び音声が聞こえてくるまで、静かに瞑想を続けてください。

オススメ！

選択すると、各週セットメニュー画面に進みます。

選択すると、初めのリラクゼーション→片鼻調気法→瞑想の順で流れます。
※各セットメニューの片鼻調気法は最初の説明部分をカットし、練習がスムーズに続けられるようになっています。

選択すると、初めのリラクゼーション→太陽礼拝ビギナーバージョン→第1週～ボーナス週ポーズ→終わりのリラクゼーション→片鼻調気法→瞑想の順で流れます。

【各週セットメニュー】

選択すると、初めのリラクゼーション→各週ヨガメニュー→終わりのリラクゼーションの順に流れます。
※ボーナス週には、初めのリラクゼーションのあとに太陽礼拝ビギナーバージョンが追加で入っています。

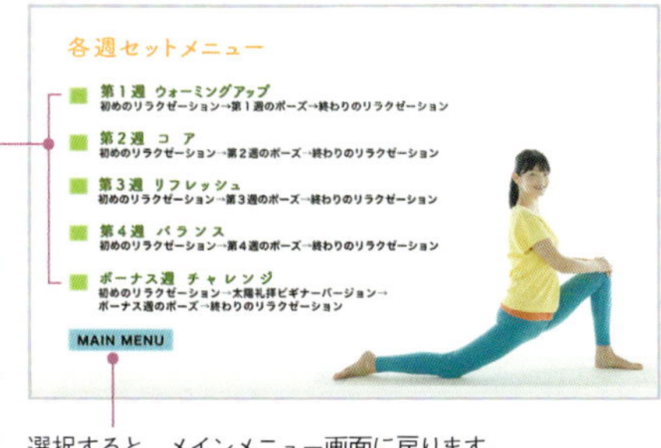

選択すると、メインメニュー画面に戻ります。

【各週メニュー】

選択すると、各ポーズのインストラクション映像が再生されます。

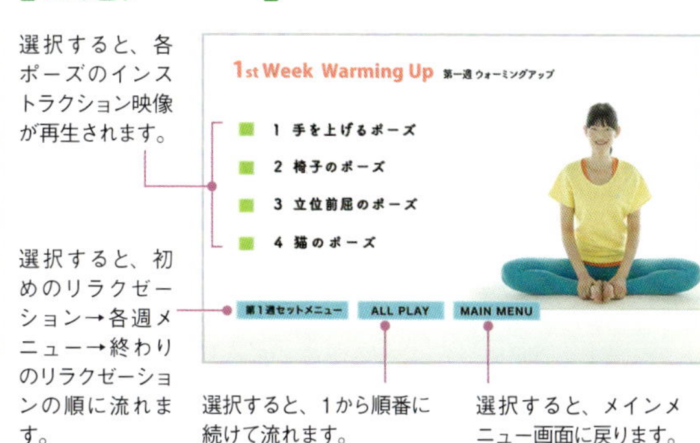

選択すると、初めのリラクゼーション→各週メニュー→終わりのリラクゼーションの順に流れます。

選択すると、1から順番に続けて流れます。

選択すると、メインメニュー画面に戻ります。

DVDのご使用前にお読みください

【ご注意】■このDVD-Videoは、DVD規格に準じて制作されています。必ずDVD-Video対応のプレイヤーで再生してください。DVDドライブつきPCやゲーム機などの一部の機種では再生できない場合があります。すべてのDVD機器での再生を保証するものではありません。
■DVD-Videoは、映像と音声を高密度に記録したディスクです。再生上のくわしい操作については、ご使用になるプレイヤーの取り扱い説明書をごらんください。
■ディスクの両面とも、指紋、汚れ、傷などをつけないようお取り扱いください。ディスクが汚れたときは、メガネふきのようなやわらかい布で内周から外周に向かって、放射状に軽くふきとり、レコード用クリーナーや溶剤などは、ご使用にならないでください。
■とじ込みの袋からディスクを出し入れする際に、読み取り面に封入テープのノリが付着しないようご注意ください。
■ひび割れや変形、また、接着剤などで補修したディスクは危険ですし、プレイヤーの故障の原因にもなります。ご使用にならないでください。

【保管上のご注意】直射日光の当たる場所や高温多湿の場所には保管しないでください。ご使用後は、必ずプレイヤーからとり出し、ケースに入れて保管してください。
【視聴の際のご注意】このDVD-Videoを視聴する際には、明るい部屋で、なるべく画面より離れてごらんください。長時間続けてのご視聴は避け、適度に休息をとるようにしてください。
【図書館の方へ】このDVDは映像などの著作物を含むため、館外への貸し出しはお断りします。

【DVDの動作に対するお問い合わせ】
DVDサポートセンター（フリーダイヤル 0120-50-0627）まで。
＊お問い合わせ受付時間　月～金（祝日を除く）10:00～17:00

16:9

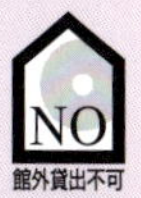

Q&A

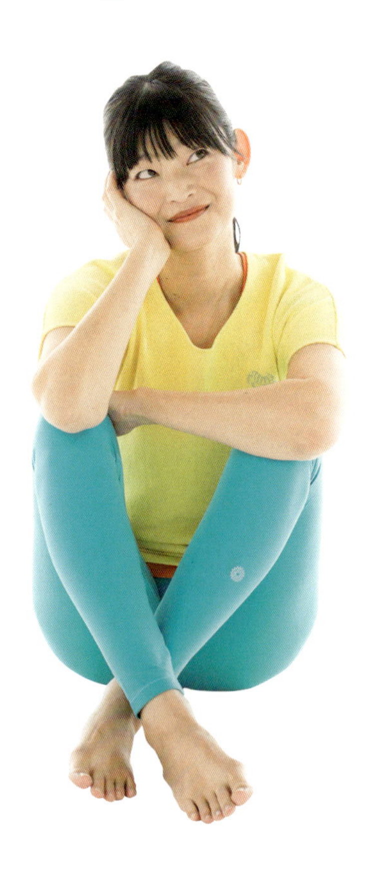

Q 体が硬いせいで、ポーズをすると痛いです。

A マッサージをしてもらって、思わず「あ〜、そこ効く!」と、**イタ気持ちいい感覚**を味わったことはありませんか? 痛みにもいろいろあって、張り裂けそうな痛みは危険ですが、イタ気持ちいい程度ならOK! 練習を重ねるうちに、どの程度ならいいのか目安がわかってくるので、まずは無理のない範囲から始めましょう。

Q どうしたら体がやわらかくなりますか?

A どれだけ長時間練習しても、1カ月に1回ではやわらかくなりません。**一日10分**でもいいので、**毎日**コツコツ練習することがいちばんの近道です。あきらめずに頑張って!

Q 入浴後にヨガをすると体がやわらかくなりますか?

A お風呂に入ると体が温まってやわらかくなる気がしますが、体の感覚は麻痺している状態。どのくらい伸ばしても大丈夫なのかわかりにくく、やりすぎて体を痛めることもあるので、おすすめしません。**入浴後30分〜1時間**ほどたってから練習しましょう。

Q ヨガマットは必要ですか?

A ヨガマットはクッション性があってグリップが効くので、あったほうが練習しやすいでしょう。畳の部屋なら、なしでも大丈夫です。ヨガマットを敷くことで、ヨガモードに気持ちを切り替えられるという利点もあります。

Q 靴下を履いたままでもいいですか?

A 呼吸法や瞑想のときは履いたままでも構いません。ポーズの練習をするときは靴下を履いていると滑ったり、足でしっかり床を踏む感覚がわかりにくいので、**はだし**で行いましょう。

Q ポーズ練習中は必死で、**自分の心を見つめる余裕**がありません。

A 初めのうちは、今日はここが硬いな、ここの筋肉が伸びているなと、**体に意識を向けるだけで十分**です。そのうち、こういう動きをするとここがほぐれるな、温まってくるな、などと自分の体が手の内に入ってくるような感覚をつかめるでしょう。ポーズ練習の最中に心にまで目を向けるのは難しいですが、練習が終わったあとに爽快感や気持ちよさを感じたら、それを存分に味わってください。さらに、**今まで抱えていたものを手放せている**ような感覚があれば、それは大きな心の変化です。

Q 同じポーズでも、左はできるのに、右はできません。

A 左右差はあって当然なので、その違いを味わってみてください。**まず苦手な側から**ポーズの練習を始め、次に得意な側で動きの感覚やコツをつかみ、再度苦手な側に戻ると、ダブルで練習できるのでおすすめです。

Q なぜヨガには**呼吸が大切**なんですか？

A ヨガのポーズでは、体を開くときに息を吸い、閉じるときに吐いて、まるでアコーディオンのように呼吸と体の動きを連動していきます。そのほうが体に意識を向けやすく、安全かつスムーズに動けるからです。このDVDでも常に「吸って、吐いて」と呼吸のタイミングを指示していますが、それがいちばん理にかなった、動きやすいタイミングなのです。

Q ポーズ練習中は必死で、**呼吸を意識する余裕**がありません。

A 最初はポーズのやり方に意識を向ける必要があるため、呼吸のことまで考える余裕がないかもしれません。動作の流れを覚えてくると、徐々に呼吸に意識を向けられるようになります。猫のポーズ（p.30-31）は呼吸と動きの連動を感じやすいのでおすすめです。体が硬い方はつらいポーズのとき、つい息を止めてしまいがち。吸って・吐いてのタイミングはズレてもいいので、とにかく**呼吸を止めない**ようにしてください。どうしても止まってしまうようなら、頑張りすぎなので、少し手前に戻ってポーズを緩めましょう。

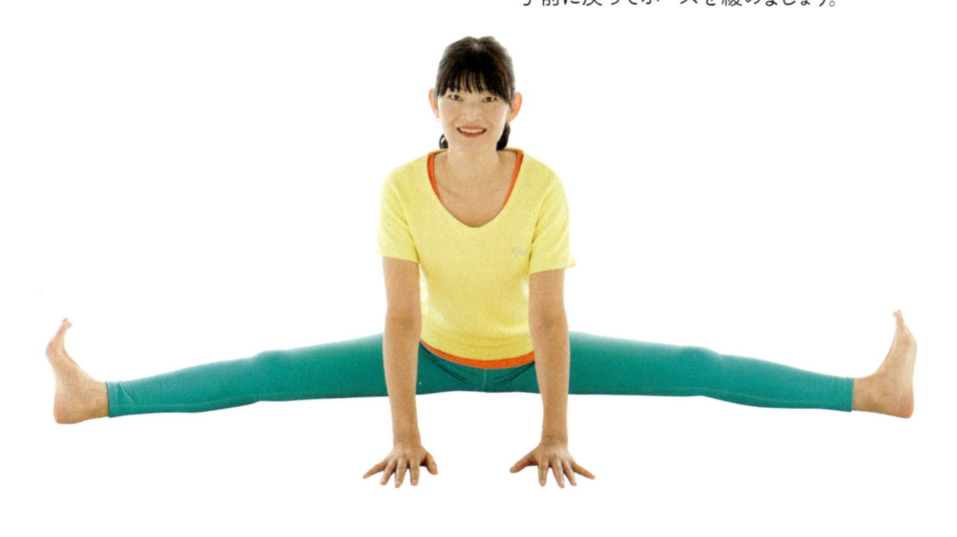

Q ヨガのあと、筋肉痛になります。

A 急に今まで使っていなかった筋肉を使うと、筋肉痛になりがちです。多少痛くても、同じポーズを無理のない範囲で練習し続けて、筋肉を動かしてあげたほうが早くおさまり、今後も筋肉痛になりにくくなります。

Q DVDのナレーションのテンポについていけません。

A 大丈夫です。いったんDVDを見てそのポーズの動作を確認し、そこで映像を止めてから、自分のペースで練習しましょう。動きに慣れてくれば、ついていけるようになりますよ!

Q 瞑想は何のためにするんですか?

A 私たちは忙しい毎日の中で、仕事や家族の世話などに追われて、つい自分のことはあと回しになりがち。そこで一度いろいろな作業をやめて立ち止まり、今の自分はどんな感じかなと**自分自身に向き合う時間**が瞑想です。

Q 瞑想にはどんな効果がありますか?

A 私たちは「あのときこうすればよかった」と過去を後悔したり、「この先どうなるんだろう」と未来の心配をしがちですが、瞑想中は現在の自分に意識を向けて、**今を100%味わう**ことができます。過去や未来の呪縛から解放されると、今は何をするべきか、優先順位がクリアになったり、**今このときを大切に**過ごせるようになるでしょう。

Q 瞑想に集中できません。

A 瞑想中は何も考えず、初めから無の心境にならなければいけないと思いがちですが、そんなことはありません。忙しい毎日を送っていると、瞑想中もいろいろな思いがわき上がってくることがありますが、「私は今こんなことを思っているんだな」と、第三者的な目で、それを**見ては手放す、見ては手放す**という作業を繰り返してみてください。だんだん集中できる時間が長くなっていくでしょう。

Q 苦手なポーズはとばしてもいいですか?

A ポーズによってはeasyバージョンも紹介していますので、まずはそちらからトライしてみてください。苦手なポーズは、やっている最中はキツくても、その後はラクなポーズより達成感や爽快感がありますよ。最初から簡単にできてしまうポーズより、学ぶ喜びや気づきがあります。

Q 完成ポーズの写真からはほど遠く、永遠にできる気がしません。

A ヨガは競技ではないし、全部のポーズができるようになることが目標ではありません。今の自分にとって、どこまでが適度なのかを感じることを大切に!

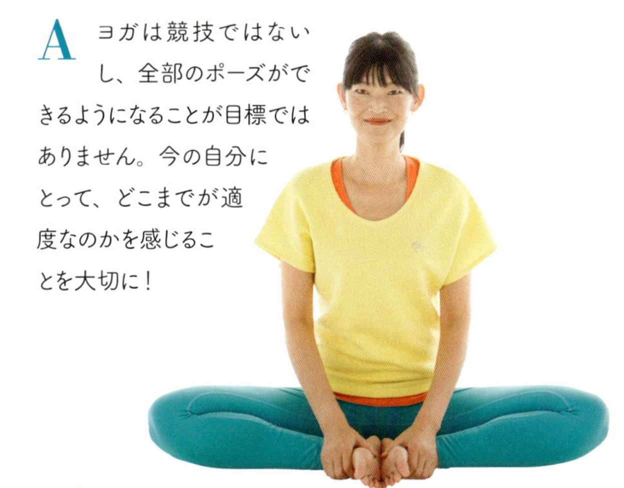

HIKARUの体が硬い人のためのヨガ　4週間プログラム

［全ポーズリスト］

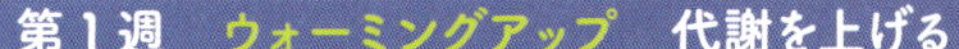

第1週　ウォーミングアップ　代謝を上げる

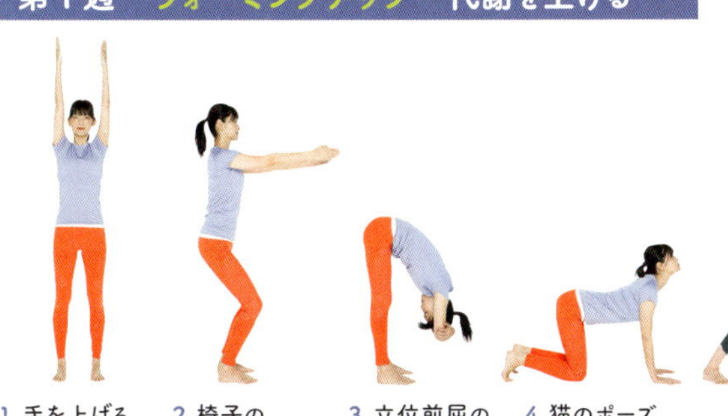

1 手を上げるポーズ
2 椅子のポーズ
3 立位前屈のポーズ
4 猫のポーズ

第2週　コア　体幹を鍛える

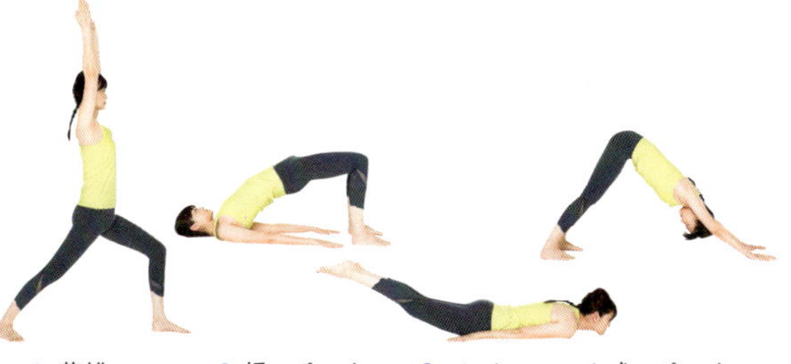

1 英雄のポーズⅠ
2 橋のポーズ
3 バッタのポーズ
4 犬のポーズ

第3週　リフレッシュ　心と体を開く

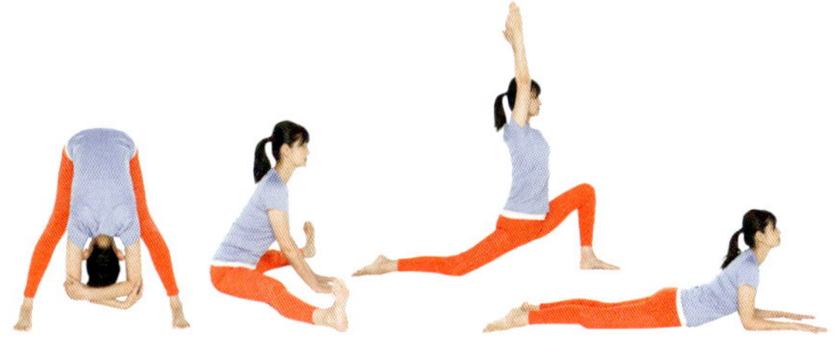

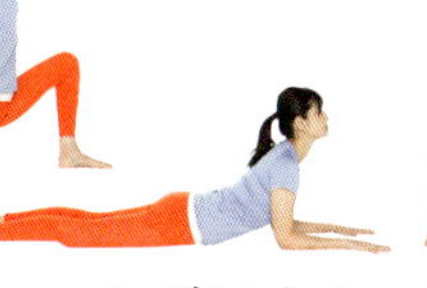

1 立位開脚のポーズ
2 座った開脚のポーズ
3 三日月のポーズ
4 コブラのポーズ

第4週　バランス　集中力を養う

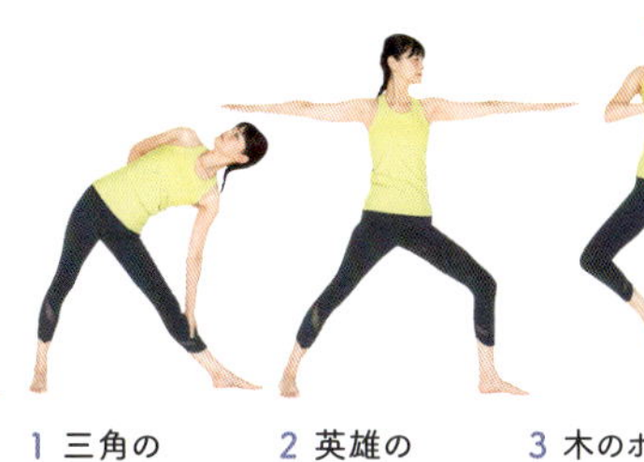

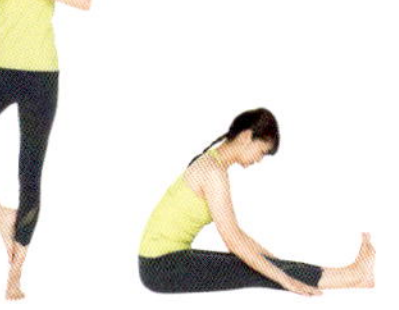

1 三角のポーズ
2 英雄のポーズⅡ
3 木のポーズ
4 前屈のポーズ

ボーナス週　チャレンジ　自信をつける

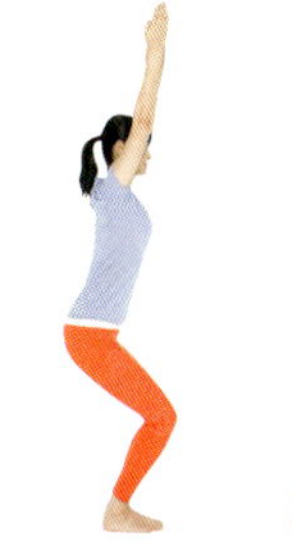

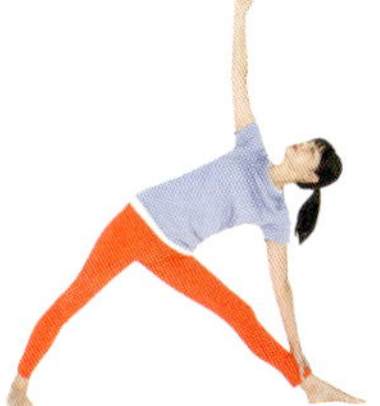

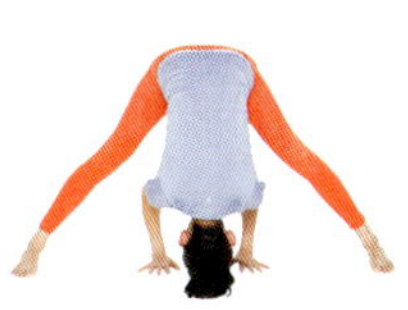

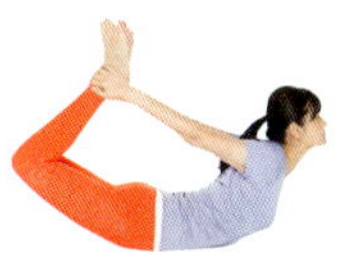

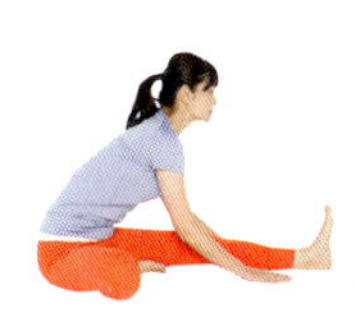

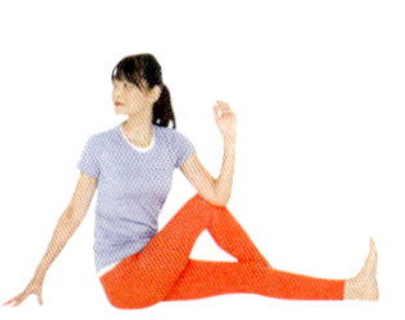

1 椅子のポーズ（完成形）
2 三角のポーズ（完成形）
3 立位開脚のポーズ（完成形）
4 コブラ～弓のポーズ
5 片足前屈のポーズ
6 半分ツイストのポーズ

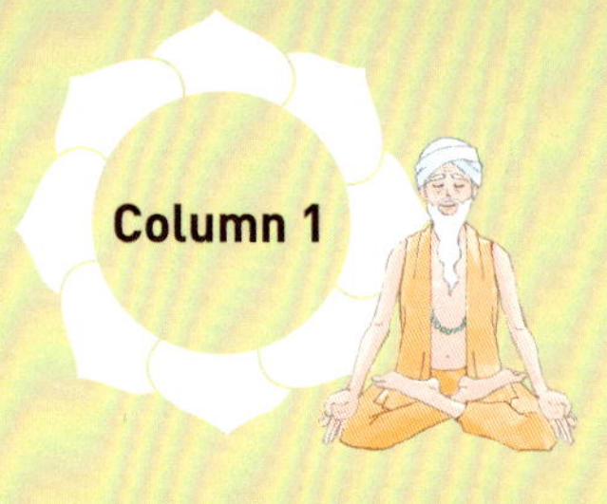

聖者からのおしえ 〜自分と向き合うヒント〜

ヨガとアーユルヴェーダは古代の聖者たちから伝えられ、受け継がれ、
古典書に記されてきました。これから６つのコラムで、自分とはどんな存在なのか、
心と体の性質にはどのようなものがあるのかを紹介していきます。
自分と向き合うヒントにしてみましょう。

3つの心の性質	Sattva（サットヴァ）純粋な心

今の自分の心と体を観察する習慣を

ヨガ哲学によると、私たちの心には３つの性質があるといわれています。1つ目は純粋な心、サンスクリット語では「サットヴァ」と言います。サットヴァ的な心になっているとき、頭はクリアで、気持ちは穏やかです。自分のやるべきことがよくわかっていて、周りの人にも寛大で、思いやりの気持ちであふれています。そして、日常のシンプルな物事の中にも幸せを見つけやすい状態です。

普段、このような穏やかな気持ちになりにくいのは、どうしてでしょうか？　忙しい毎日が続いてオーバヒートぎみ、休息が足りていないのかもしれません。食事のタイミングやバランスがくずれていたり、運動不足で体にコリやだるさを感じている場合もあるでしょう。

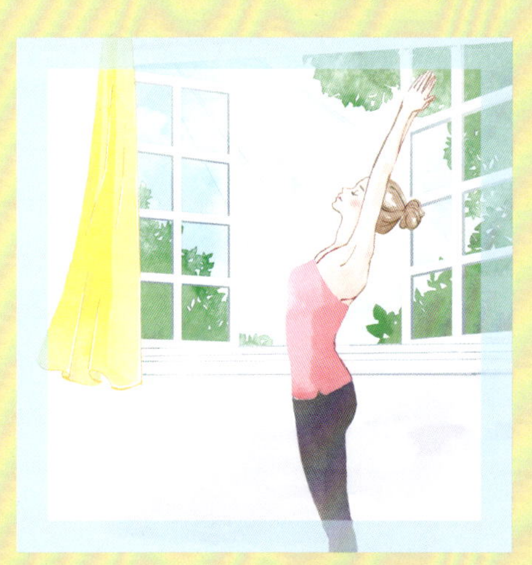

まずは、ヨガのポーズや呼吸法の練習を通して「今の自分の体や心の状態を観察する」という新しい習慣を取り入れてみてください。たとえ困難な状況下であっても、その状態をありのままに見て理解できると、大変ながらも少し気分は落ち着いてきます。アーユルヴェーダの知恵（p.89 ~ 95）からは、寝起きや食事の摂り方を中心に、自分にふさわしい生活のリズムを整えてみましょう。なるべく常にこのサットヴァ的な心を持てるようにしたいものです。

1st Week Warming Up

代謝を上げる

1週目は体の動きと呼吸のリズムを連動させながら、体を温めます。
ヨガの呼吸は、鼻からのゆったりとした呼吸です。
初めのうちは慣れが必要ですが、まずはポーズ中も呼吸を止めないように心がけましょう。

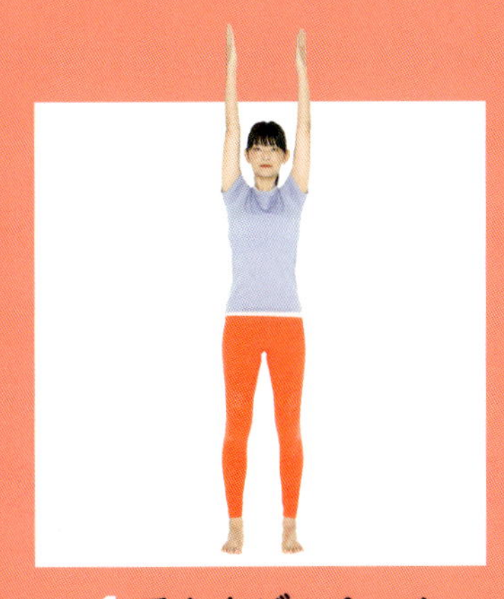

1 手を上げるポーズ

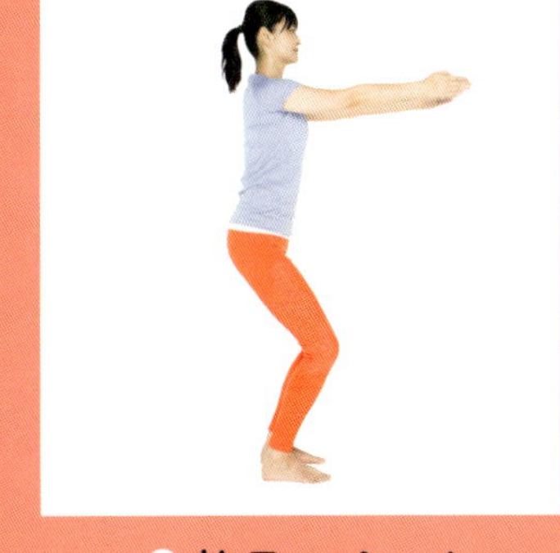

2 椅子のポーズ

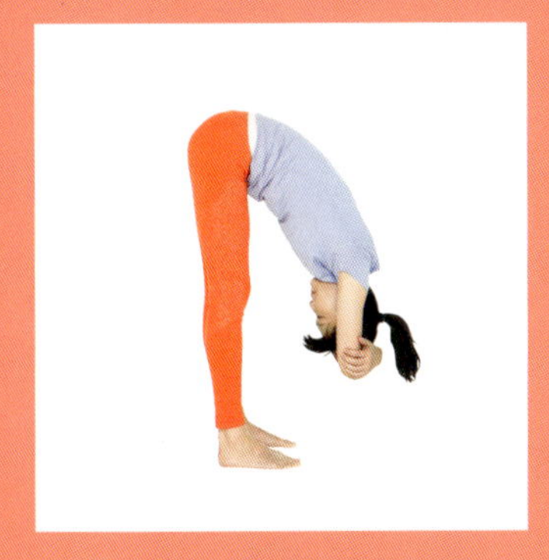

3 立位前屈のポーズ

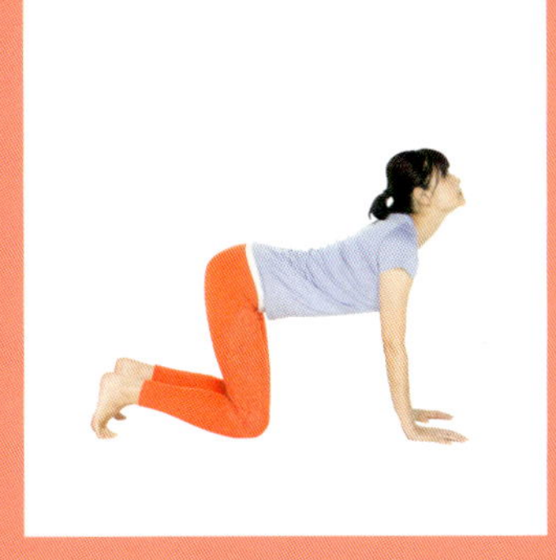

4 猫のポーズ

① 手を上げるポーズ

Urdhva Hastasana

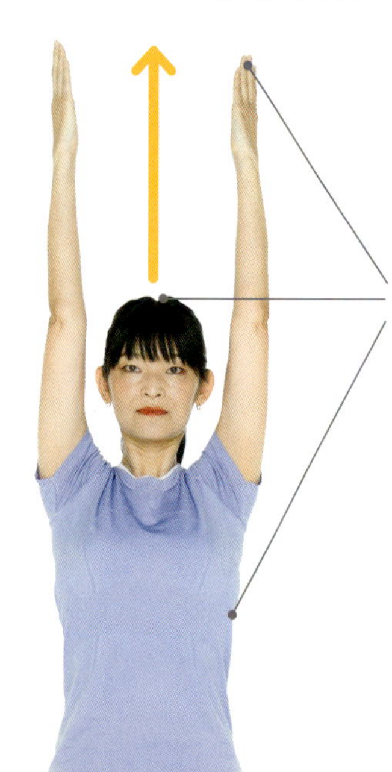
おなか、背中、頭、
手の先は天井から
引っぱられる
イメージで

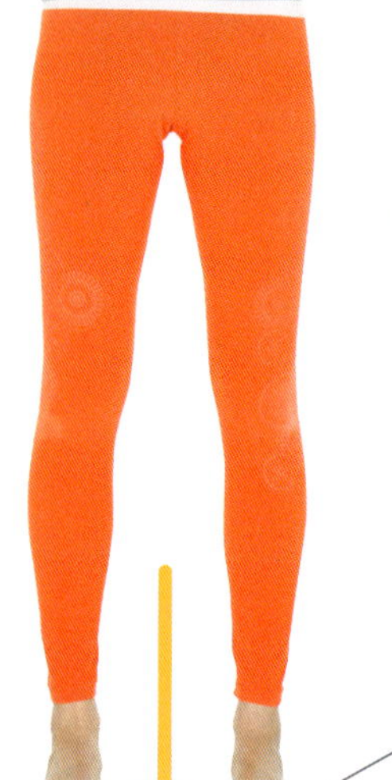
両足裏は
しっかり床を押す

1

息を吸いながら、両手を前から肩の高さまで上げて、前に伸ばし、吐いておろします。次は同様に両手を頭の上まで。3～4回目は吸って横から大きく両手を頭の上まで伸ばし、吐いておろします。

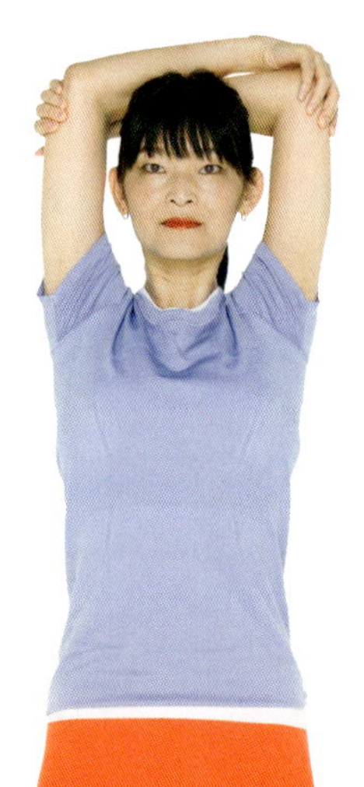

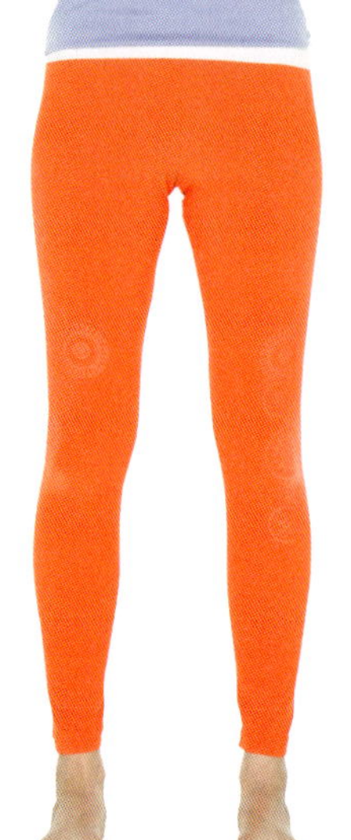

2

吸って両手を横から大きく頭の上に伸ばし、両ひじをつかみます。吐いて左側に倒して、右の体側の伸びを感じ、吸って起き上がります。右側も同様に。

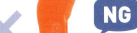

応援アドバイス

- 最初は肩にこわばりを感じるかもしれませんが、回数を重ねるごとになじんでくるのを感じるでしょう。
- ヨガでは呼吸と動きを連動させることが大事です。呼吸を意識して動く練習をしましょう。

効果

- 全身を温める
- 肩回りの柔軟性アップ
- 明るい気分になる

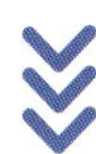

NG

1で手を高く上げようとして、肩がすくみ、お尻が突き出てしまっています。

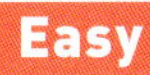

肺全体に呼吸を入れるイメージで

3

手を後ろで組んで、肩甲骨を寄せながら胸を広げ、5呼吸キープします。

Easy

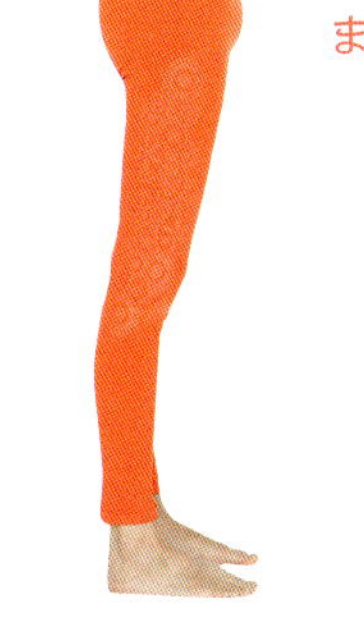

手は無理に真上に上げなくても斜め前でOK！肩をリラックスして、お尻を下げるように意識しましょう。

②椅子のポーズ

Utkatasana

前かがみにならないように、
背筋を伸ばす

1

両手を腰に当て、ひざを曲げます。足首回りが動きやすくなるまで何回か屈伸運動をしたあと、腰を落とせるところまで落とし５呼吸キープ。息を吸って起き上がり、吐いて手をおろします。

ひざが内側に倒れないよう、
つま先と同様、前に向ける

ひざがつま先より前に
出ないように

かかとにも体重を感じる

両足裏に均等に
体重をのせる

応援アドバイス

- 太ももの前側がぷるぷるするのは、足の土台をしっかりと使えている証拠です。
- ポーズキープ中に呼吸が止まりがちになるので、なるべくゆったりとした呼吸を意識しましょう。

効果

- 全身を温める
- 足腰を鍛える
- 活力が出る

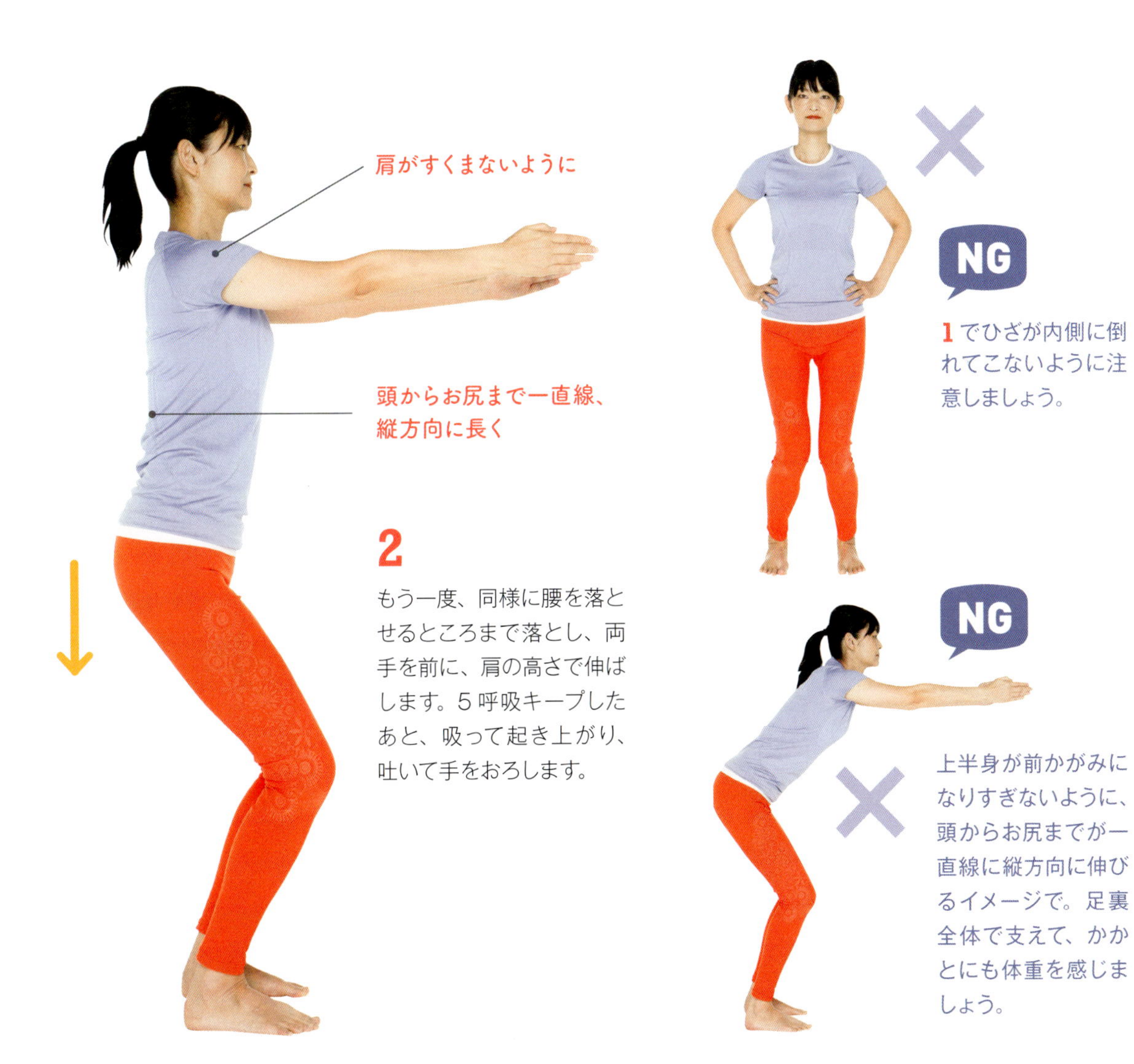

肩がすくまないように
頭からお尻まで一直線、縦方向に長く
NG
NG

2

もう一度、同様に腰を落とせるところまで落とし、両手を前に、肩の高さで伸ばします。５呼吸キープしたあと、吸って起き上がり、吐いて手をおろします。

1 でひざが内側に倒れてこないように注意しましょう。

上半身が前かがみになりすぎないように、頭からお尻までが一直線に縦方向に伸びるイメージで。足裏全体で支えて、かかとにも体重を感じましょう。

③ 立位前屈のポーズ

Uttanasana

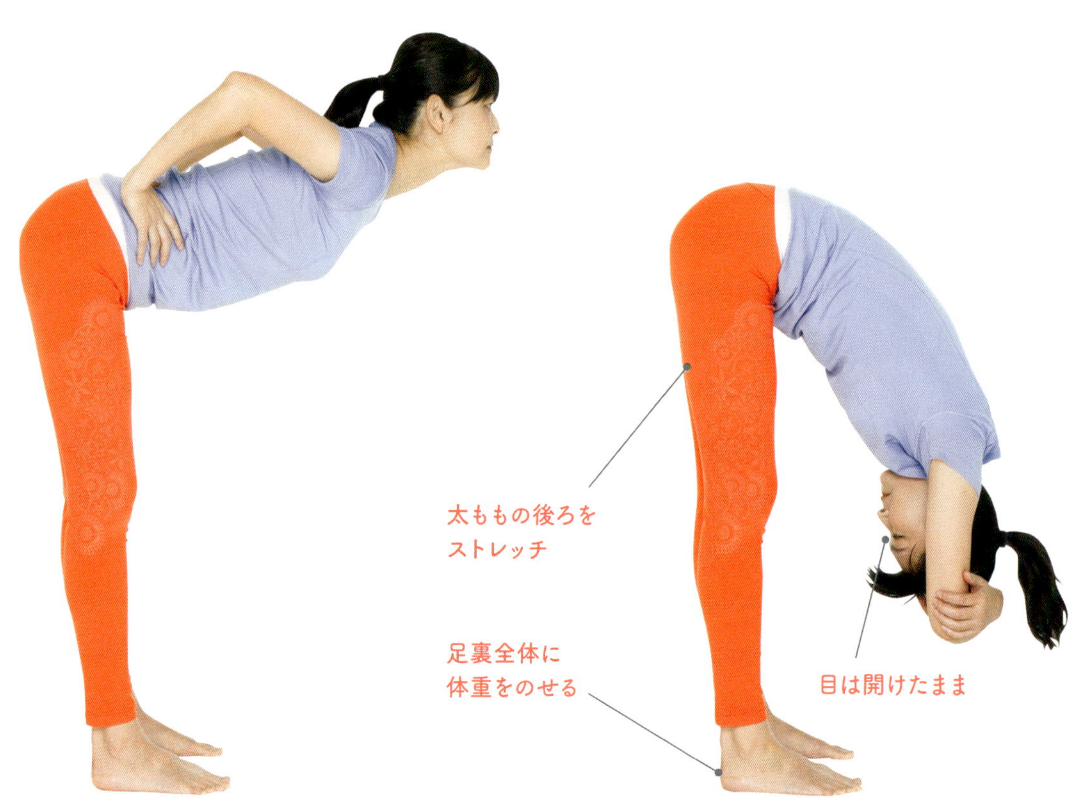
太ももの後ろを
ストレッチ
足裏全体に
体重をのせる
目は開けたまま

1

足を腰幅に開き、つま先を平行にして立ちます。両手を腰に当て、一度大きく息を吸ってから、吐く息であごを前に、大回りで前屈します。

2

最後に頭をおろして、頭の上で左右の手首またはひじをつかみ、5呼吸キープします。吸う息でおなかを伸ばし、吐く息で上半身をさらに床へ近づけ、前屈を深めましょう。

応援アドバイス

- 手が床につく、つかないを気にする必要はありません。
  練習回数を重ねるごとに、少しずつ
  体が変化するのを気長に楽しみましょう。
- 上半身はぶら下げたまま、足の土台をしっかりすること、
  太ももの後ろの伸びを感じることに意識を向けてください。

効果

- 全身を温める
- 足腰を鍛える
- 表情が明るくなる

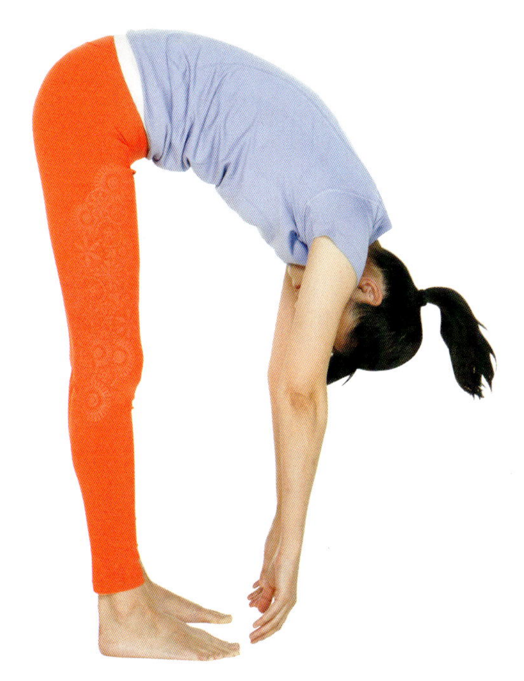

3

両手をぶら下げて、背中を丸めながら、頭がいちばん最後になるようにして、ゆっくり起き上がります。次に両手を前から頭上に伸ばして、**1** ～ **3**の動作をもう一度繰り返します。

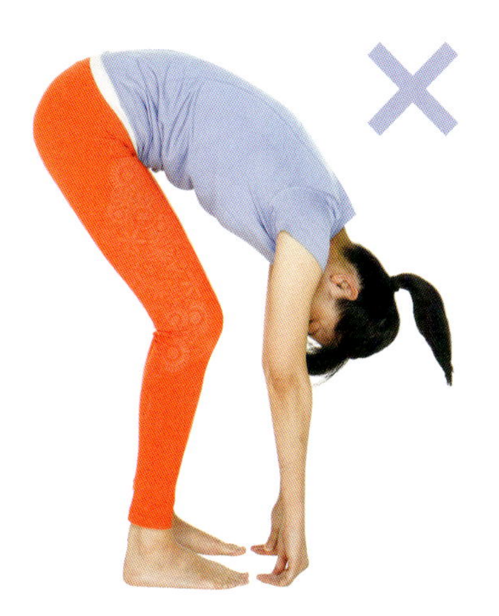

NG 手を床に近づけようとして、ひざが曲がらないように注意しましょう。

④ 猫のポーズ

Bidalasana

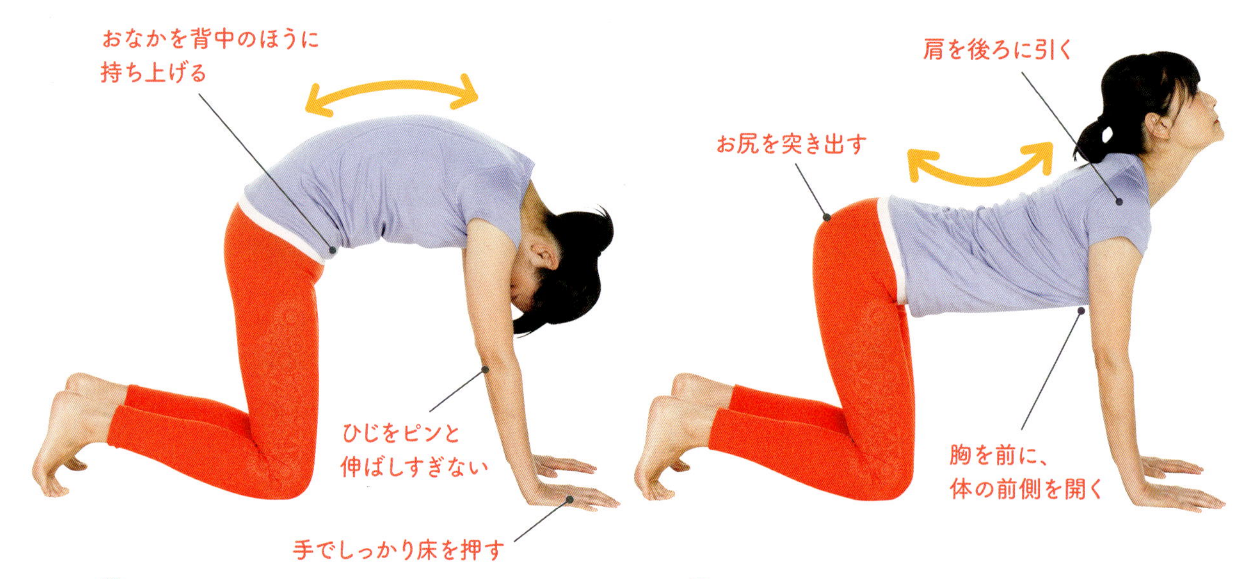

おなかを背中のほうに
持ち上げる
ひじをピンと
伸ばしすぎない
手でしっかり床を押す
肩を後ろに引く
お尻を突き出す
胸を前に、
体の前側を開く

1

手は肩幅、ひざの間は腰幅に開いて床につきます。大きく息を吸ってから、吐いて背中を丸めます。ゆったりと呼吸を続けながら２～３呼吸キープ。

2

吸って、大回りであごを上げて、お尻も上に突き出すようにして、背中を反らせます。長い呼吸を続けながら２～３呼吸キープ。「吐いて丸めて、吸って反る」のリズムで**1**～**2**の動作を４～５回繰り返します。

応援アドバイス

- 長時間座り続けたり、同じ姿勢を続けて
こわばった体を温めながらほぐすのに最適なポーズです。
- 背骨を丸めたり、反ったりすることで、
このあとに出てくる前屈系、後屈系ポーズの準備ができます。

効果

- 全身を温める
- 首、肩、腰回りの疲れをとる
- 背骨の柔軟性アップ

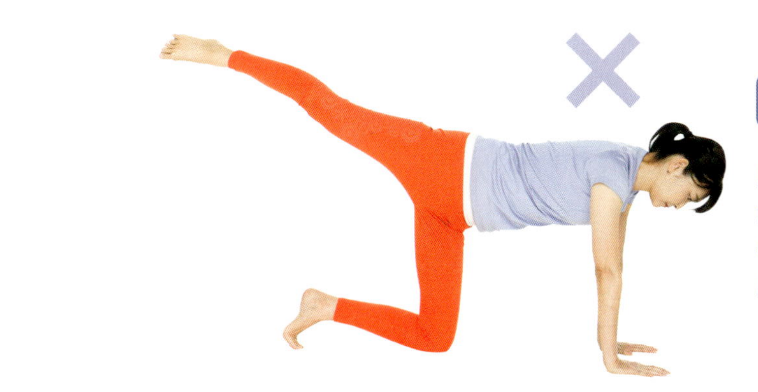

NG
片方の骨盤やつま先が上がらないように注意。足の裏で蹴り出しながら、床と平行にしましょう。

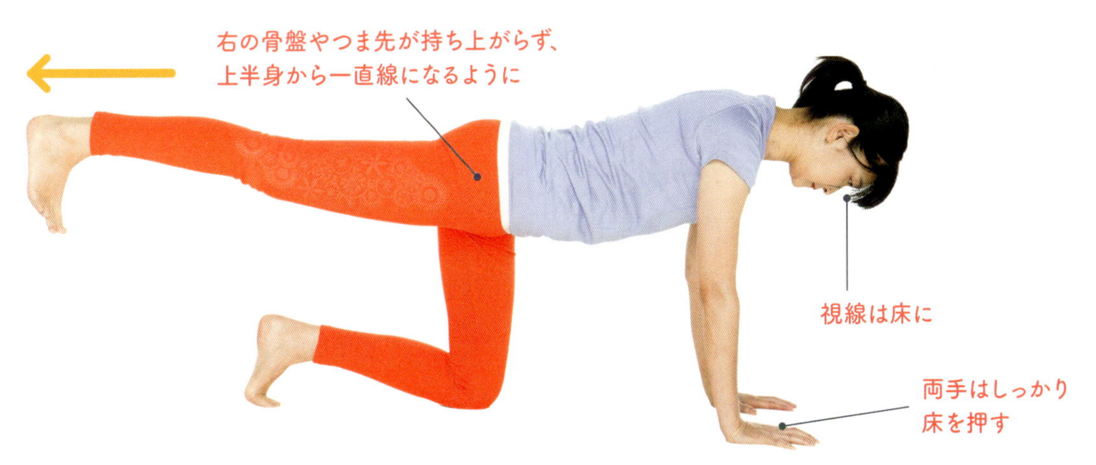

右の骨盤やつま先が持ち上がらず、
上半身から一直線になるように
視線は床に
両手はしっかり
床を押す

3

子どものポーズ（p.13）で呼吸を整えたあとに、もう一度手は肩幅、ひざは腰幅に開いてマットにつき、右足を後ろへ伸ばして、床と平行になるように持ち上げます。足の裏で蹴り出すようにして、5呼吸キープ。左足も同様に行います。

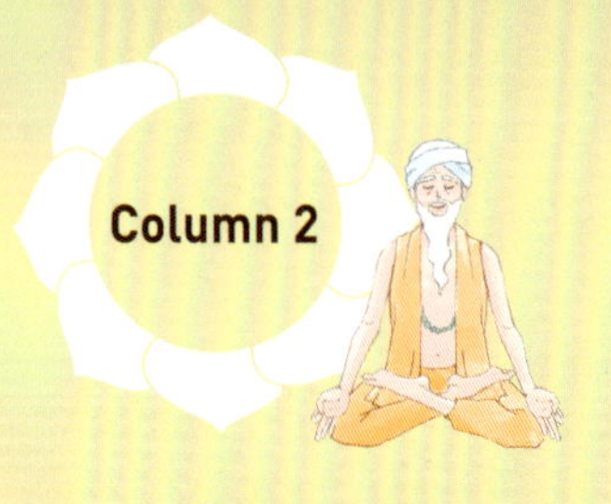

聖者からのおしえ 〜自分と向き合うヒント〜

3つの心の性質	Rajas（ラジャス）激しい心

完璧を求めず、7〜8割をめざそう

ヨガ哲学にある人間の心の性質の２つ目は激しい心、「ラジャス」です。古典書では「心を感情という色に染め、切望すること、執着の原因ともなるもの」と記されています。

感情という色は適度に現れれば豊かさになり、日常生活に刺激や彩りを与えます。チャレンジや発展にもつながるでしょう。しかし度を越してしまうと激情となり、自分自身にも他人に対しても、こうでなければならないと決めつけ、怒りや執着を生み出します。

目標を高く掲げすぎたり、完璧を求めると、うまくいかなかったことに失望し、挫折につながってしまいます。何事もほどほどに、7〜8割をめざすことをおすすめします。

ヨガの練習も毎日できれば理想ですが、時には用事が入ってしまうこともあります。「毎日続かないならやめてしまう」のではなく、「2日は続けて休まないようにしよう」程度の目標にしてみましょう。そうすれば、週に3〜４日はできることになります。

また、自分は体が硬くてダメだ、きれいにポーズをとらなければ！などと考えすぎず、今日の背骨の動きや肩回りはこんな感じなのね、右側はこうで左側はこんな感じがするな、というように、今の自分の状態を観察し、その感覚を味わいます。今日練習できることに喜びを見いだして、ゆったりとした呼吸とともに、体の内側の感覚を楽しむようにしてみましょう。ポーズや呼吸法の練習に慣れてきたら、自分の内側へさらに意識を向けて、静かな時間を過ごす瞑想 (p.78-79) もおすすめです。

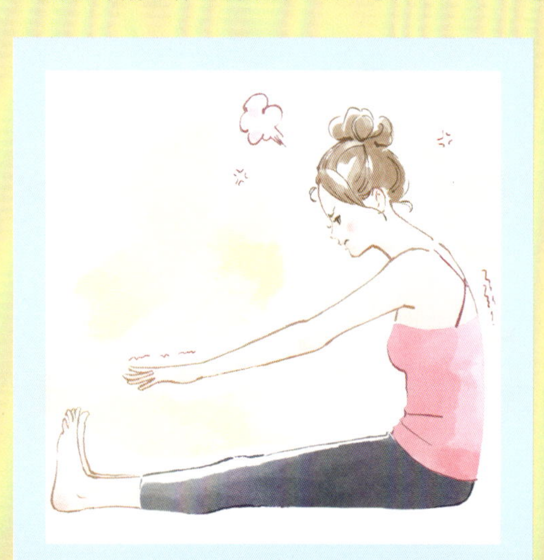

第2週 コア

2nd Week CORE

体幹を鍛える

2週目は重力に逆らいながら、手や足で体を支える動きが出てきます。
下半身と上半身のつながりを感じながら、
体のコアを使って、肩回り、腰回りの可動域を少しずつ広げていきましょう。

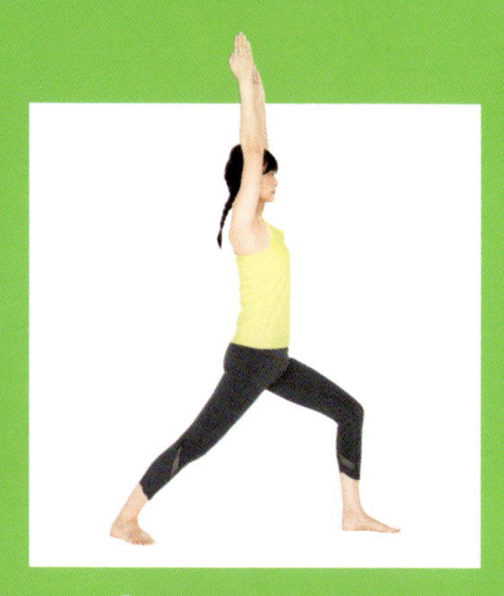

1 英雄のポーズⅠ

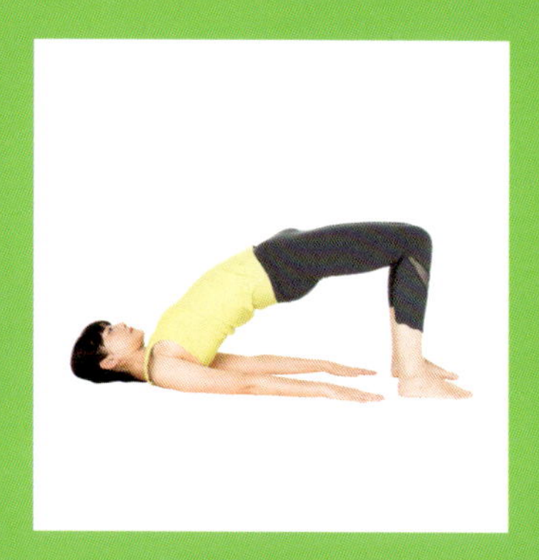

2 橋のポーズ

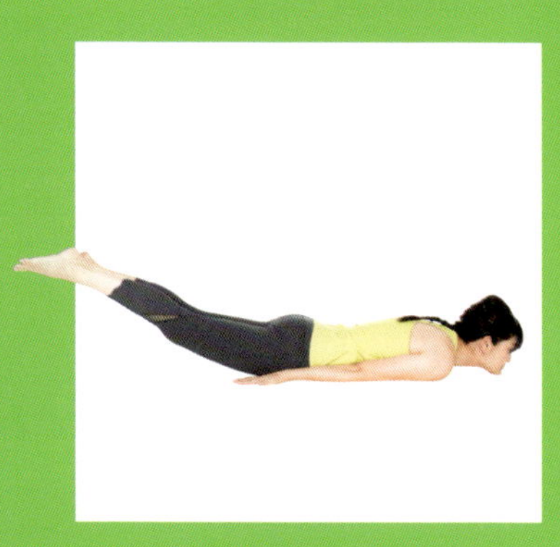

3 バッタのポーズ

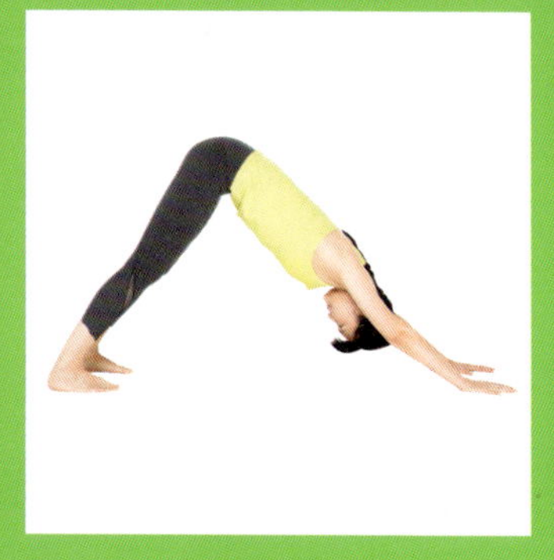

4 犬のポーズ

①英雄のポーズⅠ

Virabhadrasana Ⅰ

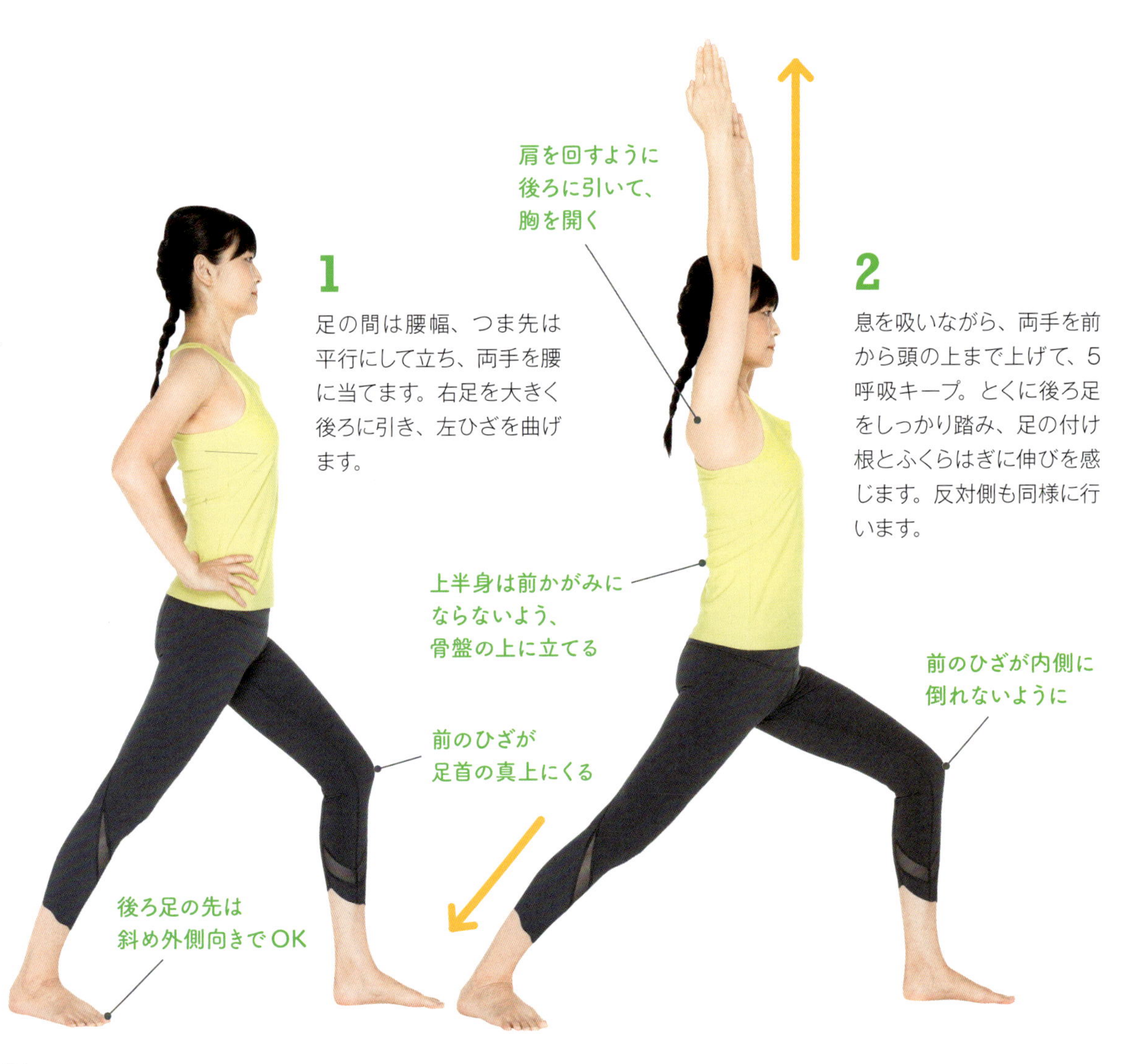
肩を回すように
後ろに引いて、
胸を開く
上半身は前かがみに
ならないよう、
骨盤の上に立てる
前のひざが
足首の真上にくる
前のひざが内側に
倒れないように
後ろ足の先は
斜め外側向きでOK

1

足の間は腰幅、つま先は平行にして立ち、両手を腰に当てます。右足を大きく後ろに引き、左ひざを曲げます。

2

息を吸いながら、両手を前から頭の上まで上げて、5呼吸キープ。とくに後ろ足をしっかり踏み、足の付け根とふくらはぎに伸びを感じます。反対側も同様に行います。

効果

- 足腰を鍛える
- おなかを引き締める
- 心身に安定感をもたらす

応援アドバイス

- 最初は肩回りや肩甲骨がこわばって、手が上がりにくいかもしれませんが、練習を重ねると、徐々に上がるようになるでしょう。
- 前かがみになりやすいので、後ろ足でしっかり踏んでいる意識を持ちましょう。

NG

前のひざが内側に傾かないように、つま先と同様、真っすぐ前に向け、太ももの前で支えているのを感じましょう。

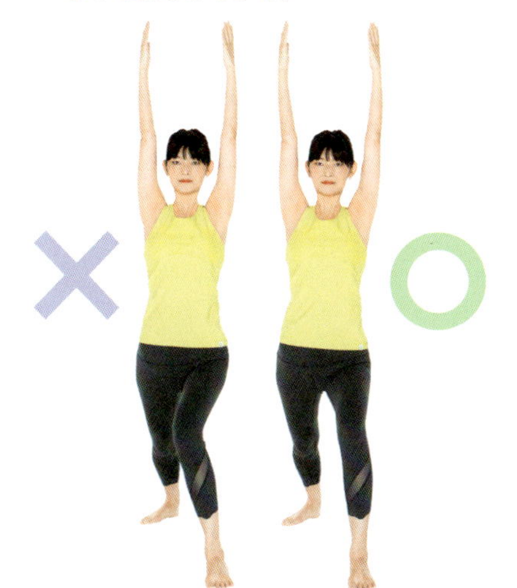

NG

2で上半身が前かがみになって、前のひざが足首より前に出るようなら後ろ足を少し下げましょう。

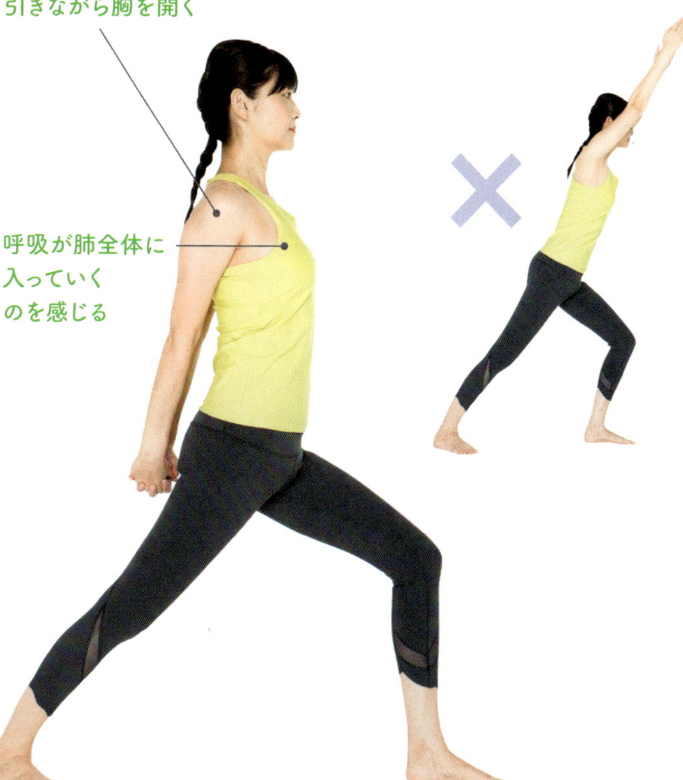
肩を回しおろし、
手を後ろに
引きながら胸を開く
呼吸が肺全体に
入っていく
のを感じる

3

両手を腰に、右足をさらに少し大きく後ろに引きます。前のひざが足首の真上にくるところまで踏み込んで、手を後ろで組み、5呼吸キープ。反対側も同様に行います。

②橋のポーズ

Setu Bandha Sarvangasana

1

仰向けの姿勢で、足を腰幅に開き、ひざを立てて、かかとをお尻に近づけます。両腕は体の横に沿わせて、手のひらは床に向けておきます。

2

息を吸って骨盤を持ち上げ、吐いてゆっくりおろします。呼吸に合わせて２～３回くり返し、今度は可能な限り骨盤を持ち上げたところで５呼吸キープして、おろす動作を２回行います。最後はひざを胸に抱えて２～３呼吸します。

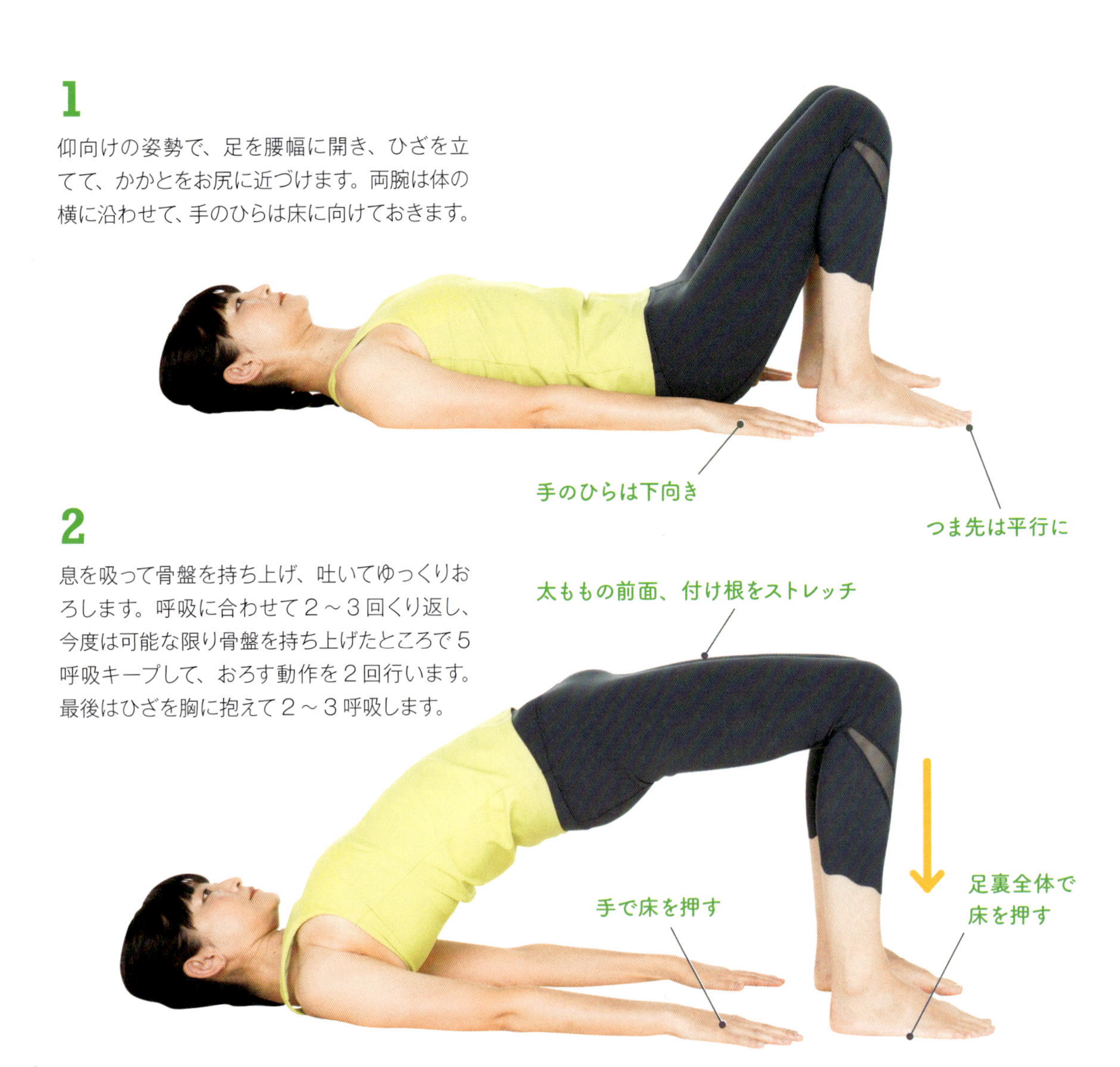
手のひらは下向き
つま先は平行に
太ももの前面、付け根をストレッチ
手で床を押す
足裏全体で床を押す

応援アドバイス

- 骨盤を無理に持ち上げず、足でしっかり床を押しながら、呼吸に合わせて少しずつ背中のカーブを大きくしていきましょう。
- ポーズをホールドしている間に呼吸が止まりやすいので、常に呼吸に意識を向けましょう。

効果

- 足腰を鍛える
- ヒップアップ
- 前向きな気持ちになる

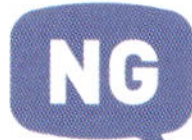

足が外股にならないように注意。つま先を平行にして、足の親指で床を押し、太ももの間を寄せ合うようにします。

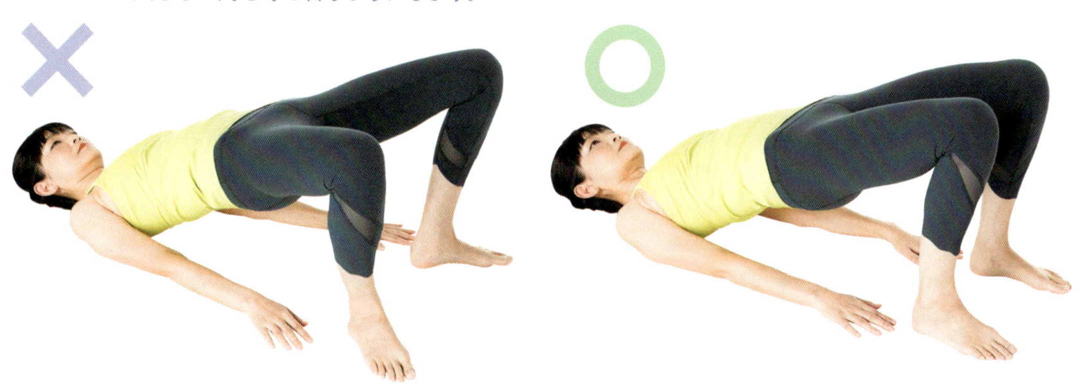

Easy

足が踏んばりにくかったり、骨盤が上がりにくい場合は、足の位置を少しだけ前に動かして行いましょう。

③ バッタのポーズ

Salabhasana

1

うつ伏せに寝て、両腕を体に沿わせ、手のひらを床に向けておきます。

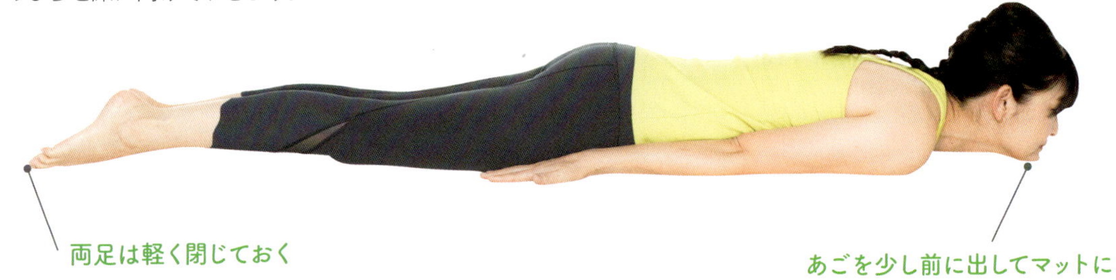

両足は軽く閉じておく
あごを少し前に出してマットに

2

右のつま先を後ろに伸ばしてから、ひざを真っすぐにしたまま、ゆっくりと持ち上げます。このまま５呼吸キープし、逆側も同様に行います。

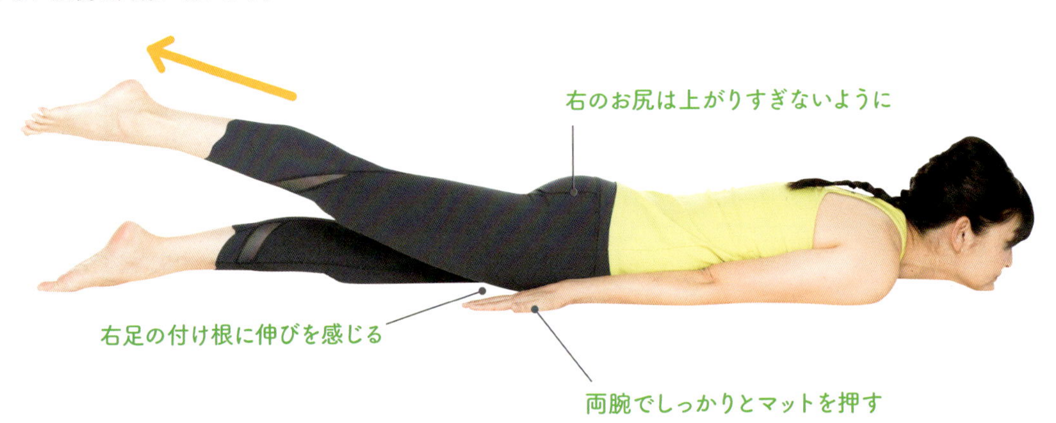

応援アドバイス

- 初めのうちは、床から両足が少しでも離れればOKですよ！
- 動きは地味なのに結構きついポーズで、特に両足を上げるのはなかなかハードですが、ポーズをほどいたあとの達成感は格別なので、敬遠せずに続けてくださいね！

効果

- 腰回りを引き締める
- ヒップアップ
- 元気が出る

3

両足を軽くそろえ、次の吸う息で両足を後ろに伸ばしてから持ち上げます。自分にとっていちばん高いところで3呼吸以上を十分キープし、ワニのポーズ（p.13）で呼吸を落ち着けます。

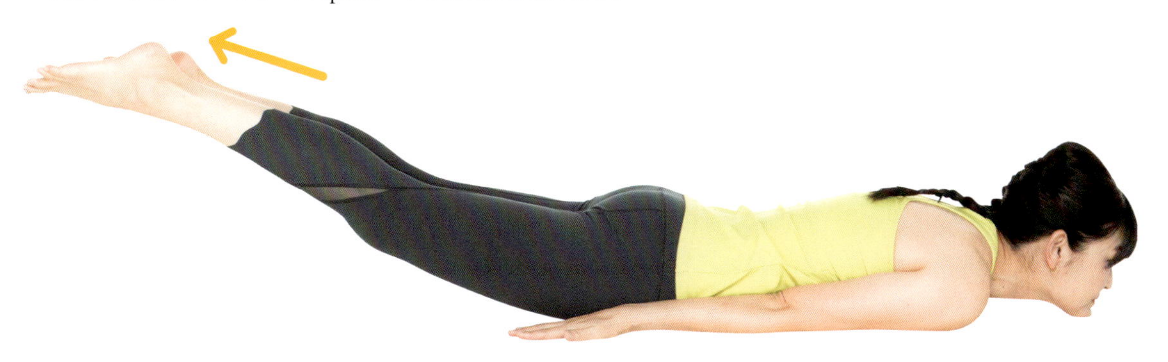

NG

2で左の写真のように、片足を上げたときに、お尻が上がりすぎないように注意しましょう。

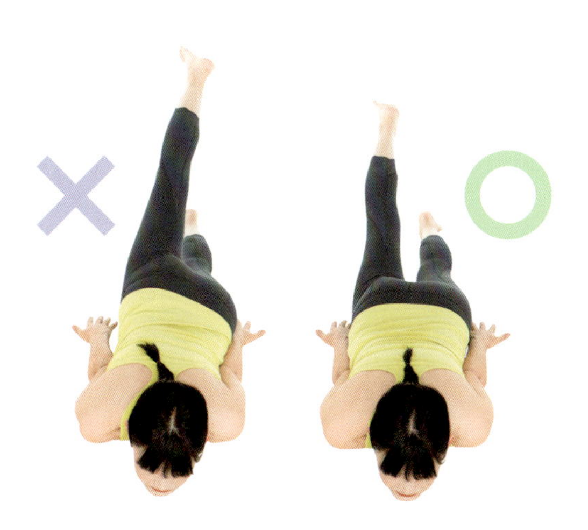

④ 犬のポーズ

Adho Mukha Svanasana

1

手足をマットにつき、手は肩幅、ひざは腰幅に開きます。手の位置を、手のひらの幅と同じだけ前に出して、つま先を立てます。

2

手で床を押しながら、お尻を斜め後ろに上げます。ひざは曲がった状態、かかとは床から上がっていてOK。5呼吸キープ。

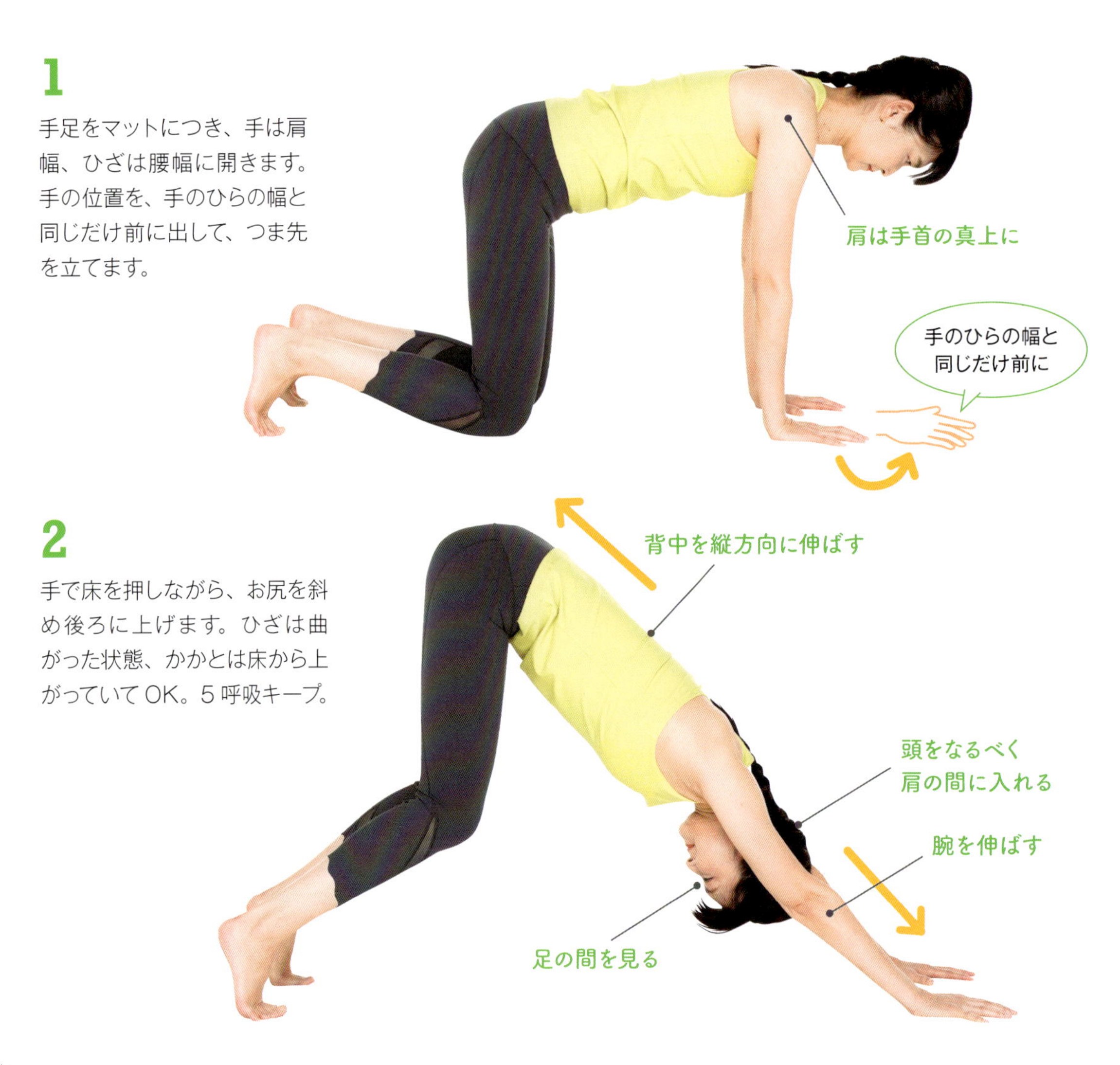

肩は手首の真上に
手のひらの幅と
同じだけ前に
背中を縦方向に伸ばす
頭をなるべく
肩の間に入れる
腕を伸ばす
足の間を見る

効果

- 全身を温める
- 腕を引き締める
- 頭がスッキリする

応援アドバイス

- 頭が下になり、腕で体を支えるために、呼吸が早くなりがちです。ゆったりとした呼吸を続けましょう。
- 一呼吸ずつ、上半身や太ももの後ろの伸びの変化に意識を向けましょう。

3

もう一度 **1** ～ **2** の動作を行います。お尻の位置を変えずに腕を伸ばし、太ももの後ろに心地のいい伸びを感じるところまで、ひざを少しずつ伸ばしていきます。5呼吸キープ。

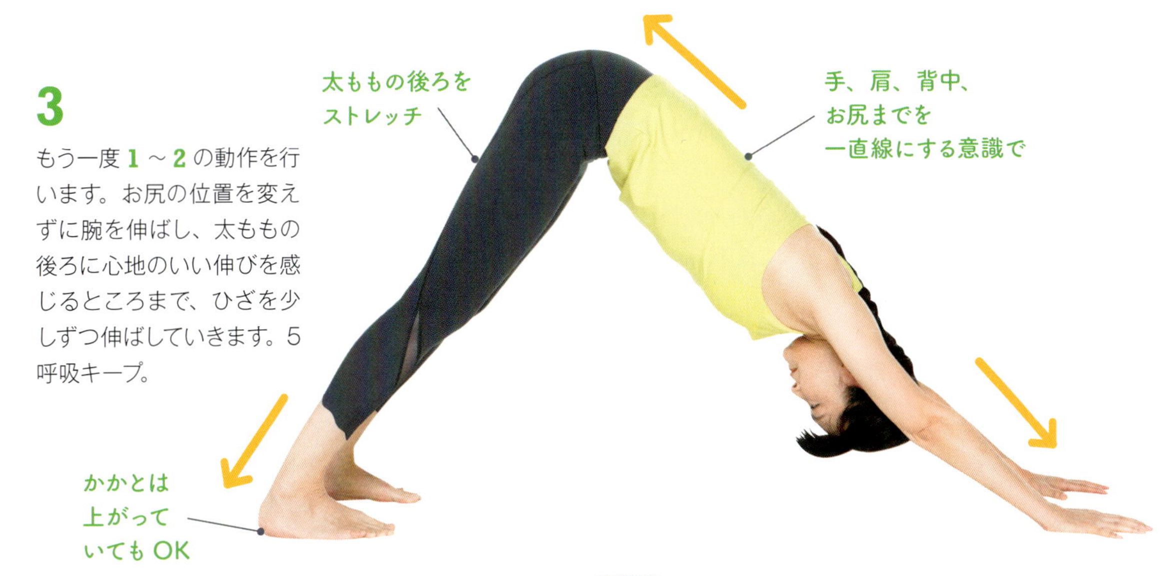

太ももの後ろを
ストレッチ
手、肩、背中、
お尻までを
一直線にする意識で
かかとは
上がって
いても OK

NG 体重が前のめりにならないように注意。手でしっかり床を押して、腕を伸ばし、まずは上半身を伸ばしましょう。

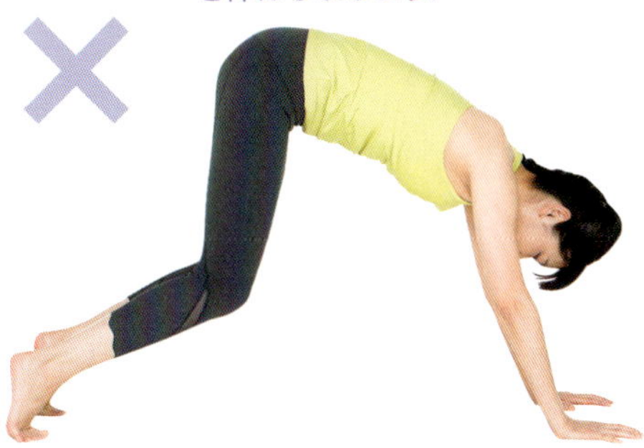

NG 肩がすくまないように注意。上腕を矢印の方向へ回すようにして、肩甲骨の間を開けます。

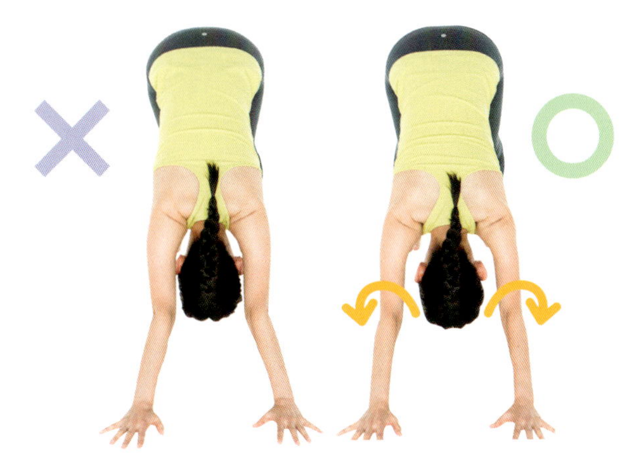

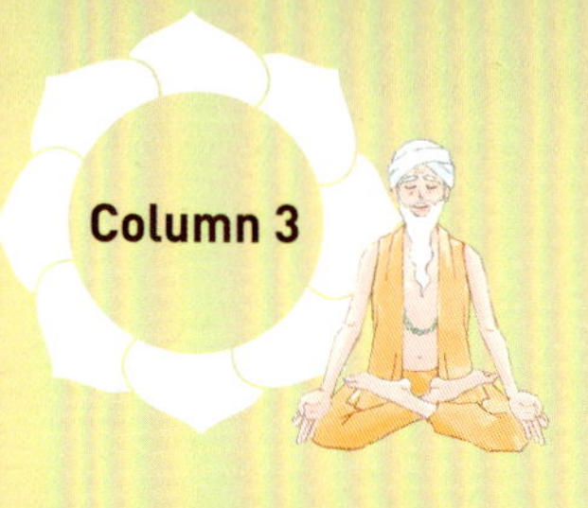

聖者からのおしえ ～自分と向き合うヒント～

3つの心の性質	Tamas（タマス）怠惰な心

悩んだときは体を動かそう

ヨガ哲学にある人間の心の性質の3つ目は怠惰な心、「タマス」です。古典書では「善悪の判断がつかなくなり、無関心や怠惰を引き起こすもの」と説明されています。

時には立ち止まって物事を深く考えることも大切ですが、考えすぎると、ありのままを見ることから遠ざかってしまいがちです。そして余計な心配や不安が生まれ、頭の中で混乱がぐるぐると渦を巻き始めます。さらにその苦しい状態から逃げるかのように、もうどうでもいいやという無関心さにつながったりもします。

暗い気分になってしまったとき、どうしていいかわからなくなってしまったときは、ちょっと考えるのを横に置いておいて、まず空気の入れ替えをしてみてください。カーテンや窓を開けて、部屋の中に新しい空気を入れるように、呼吸とともに体を少しずつ動かしてみましょう。ヨガだけでなく、散歩に出かけることもおすすめです。

ヨガの練習中は今動かしている体の様子に意識を向けて、体のどこが伸びているのか、どこで支えているのか、そのポーズをしているときの呼吸の速さや、呼吸がどう体に伝わっているのかという感覚なども探ってみてください。

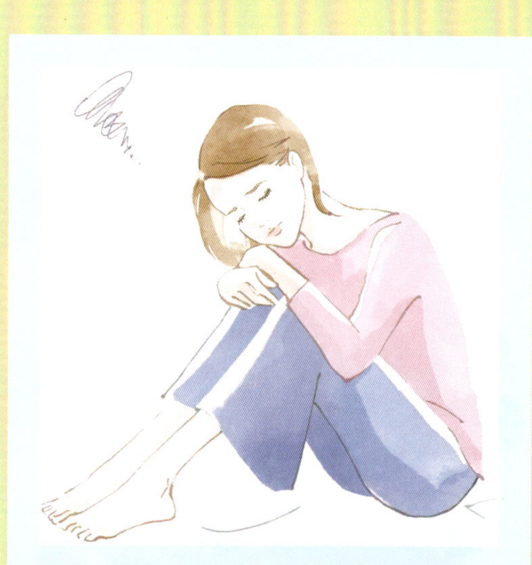

じわっと発汗するくらいまで練習できると、心にも新しい風が入り、きっと気分も軽くなってくるはず。

また、エクササイズに加えて、家のお掃除をしてみてください。目の前がきれいに磨かれていくにつれ、心もスッキリすることでしょう。

3rd Week Refresh

心と体を開く

3週目は足と胸を開いて、心も体もリフレッシュ、前向きになるポーズをします。
特に股関節の可動域にはとても個人差がありますので、
決して無理のない範囲で焦らずに、少しずつ練習を重ねていきましょう。

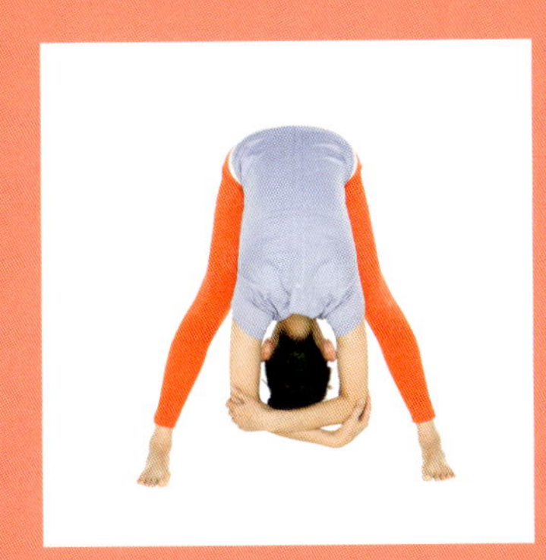

1 立位開脚のポーズ

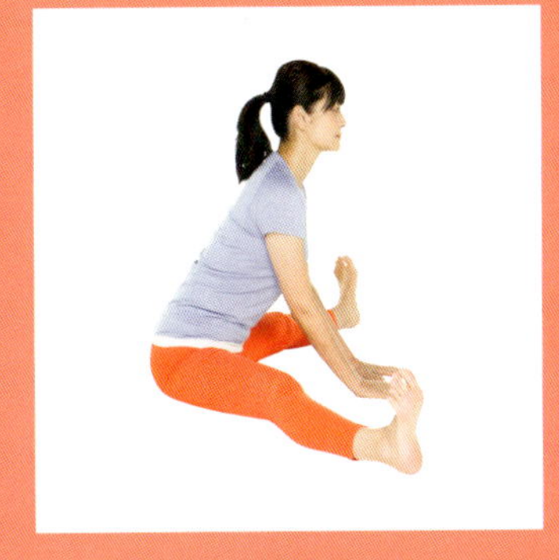

2 座った開脚のポーズ

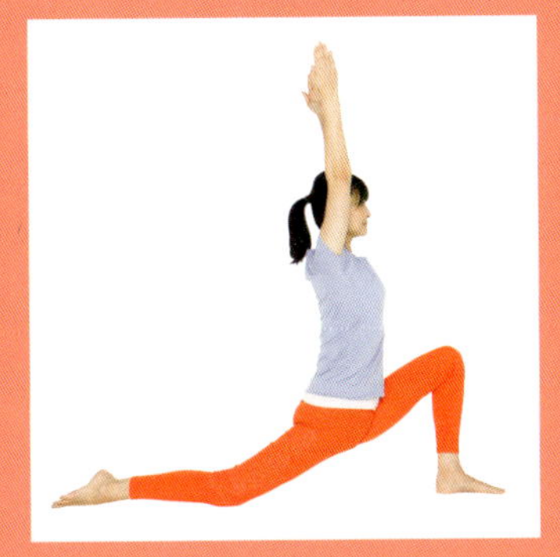

3 三日月のポーズ

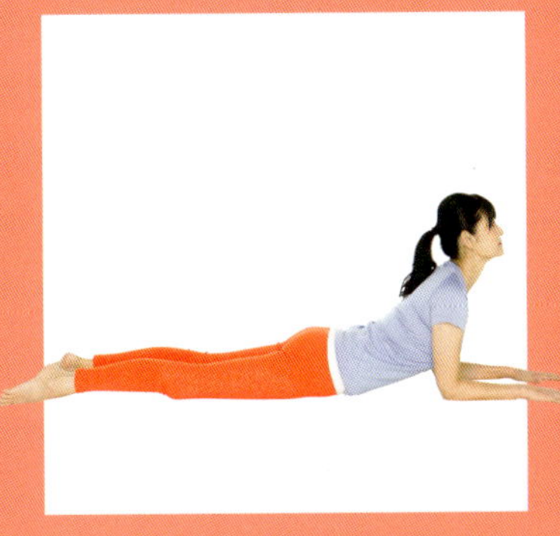

4 コブラのポーズ

① 立位開脚のポーズ

Prasarita Padottanasana

1

足を無理のない範囲で広げて、両手を腰に当てます。一度大きく息を吸ってから、吐く息であごを前に出し、大回りで前屈します。

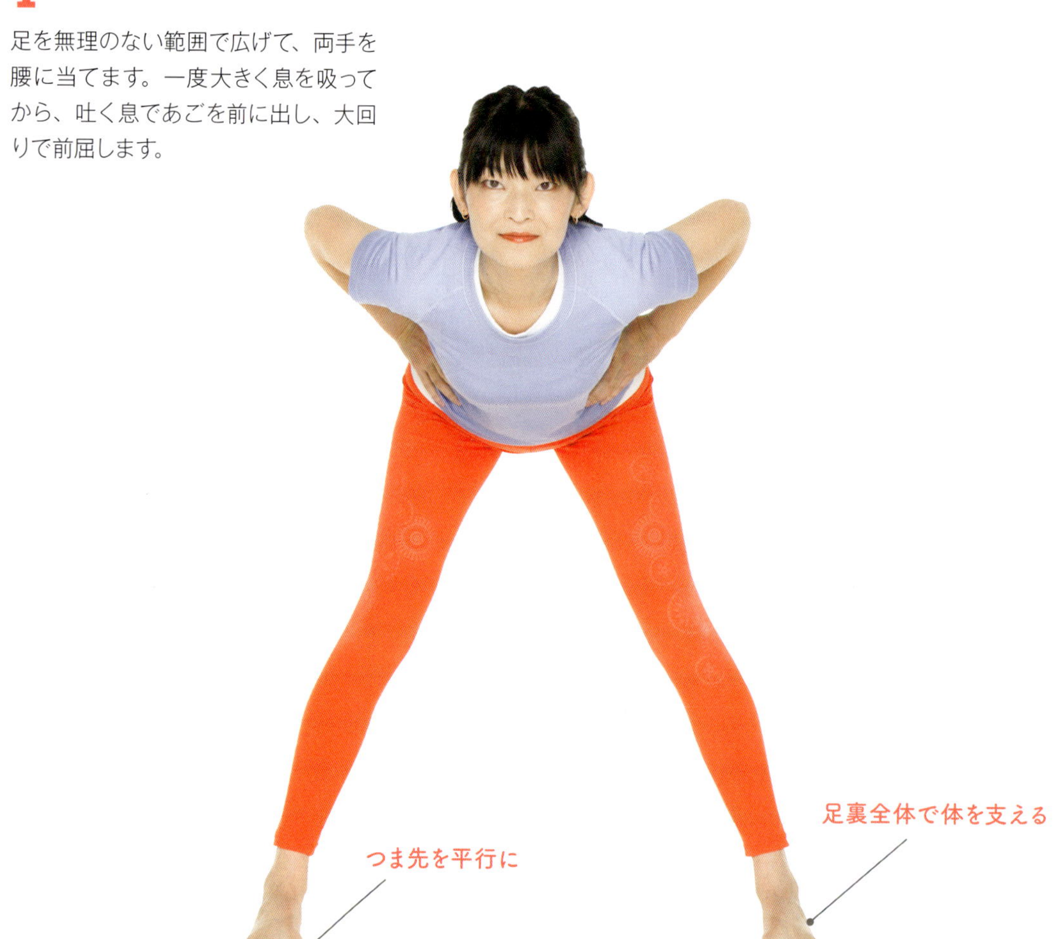

応援アドバイス

- 弾みをつけたり、グイグイいこうとせずに、太ももの裏やお尻回りがじわじわ伸びてくるのを気長に待ちましょう。
- 1回目よりは2回目、一日目よりも二日目のほうが、体の感覚がつかみやすくなります。焦らずに変化を楽しみましょう!

効果

- 足腰を鍛える
- 股関節を柔軟に
- 頭がスッキリする

2

最後に頭をおろします。手は腰から離して、頭の上で左右の手首、届くようならひじをつかんで5呼吸キープ。吸って前を向き、吐いて手を腰に、吸っておなかを伸ばしながら、大回りで起き上がります。少し足の間を広げて、もう一度、一連の動作を繰り返します。

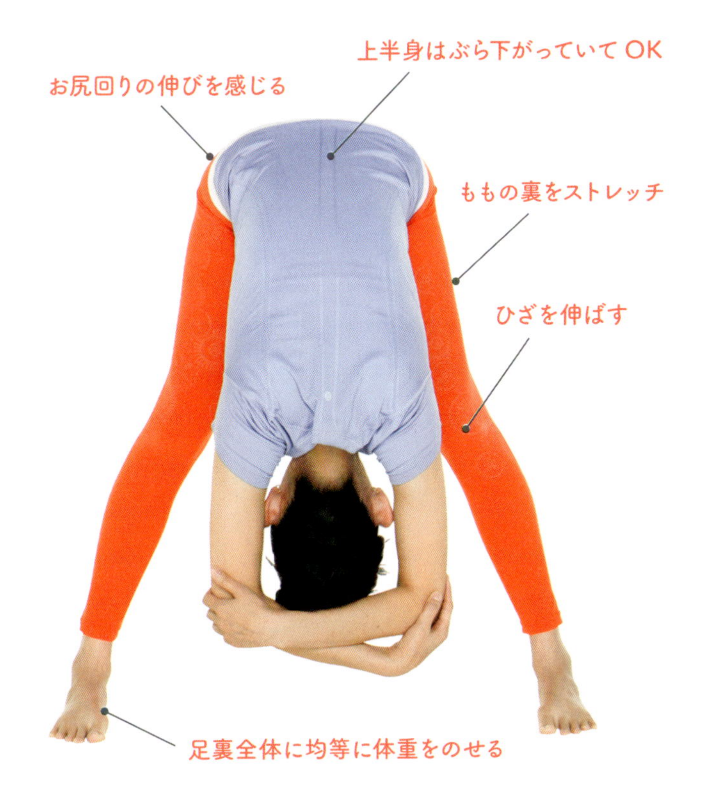

上半身はぶら下がっていてOK
お尻回りの伸びを感じる
ももの裏をストレッチ
ひざを伸ばす
足裏全体に均等に体重をのせる

Easy

ひじが届かない場合は手首をつかみましょう。

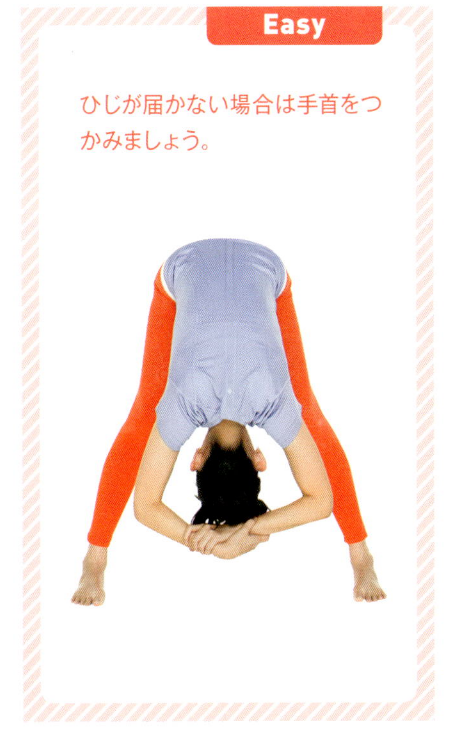

② 座った開脚のポーズ

Upavistakonasana

1

足を痛くない程度に広げます。両手を後ろにつき、少しずつお尻のほうへ近づけて、骨盤を立てます。手で床を押しながら、さらに上半身を上に伸ばし、5〜10呼吸キープ。呼吸が体にどう伝わっているかをよく感じとります。一度足を閉じて力を抜きます。

Easy

骨盤が立ちにくければ、太ももの内側や後ろに適度な伸びを感じる程度にひざを少し曲げてもOKです。

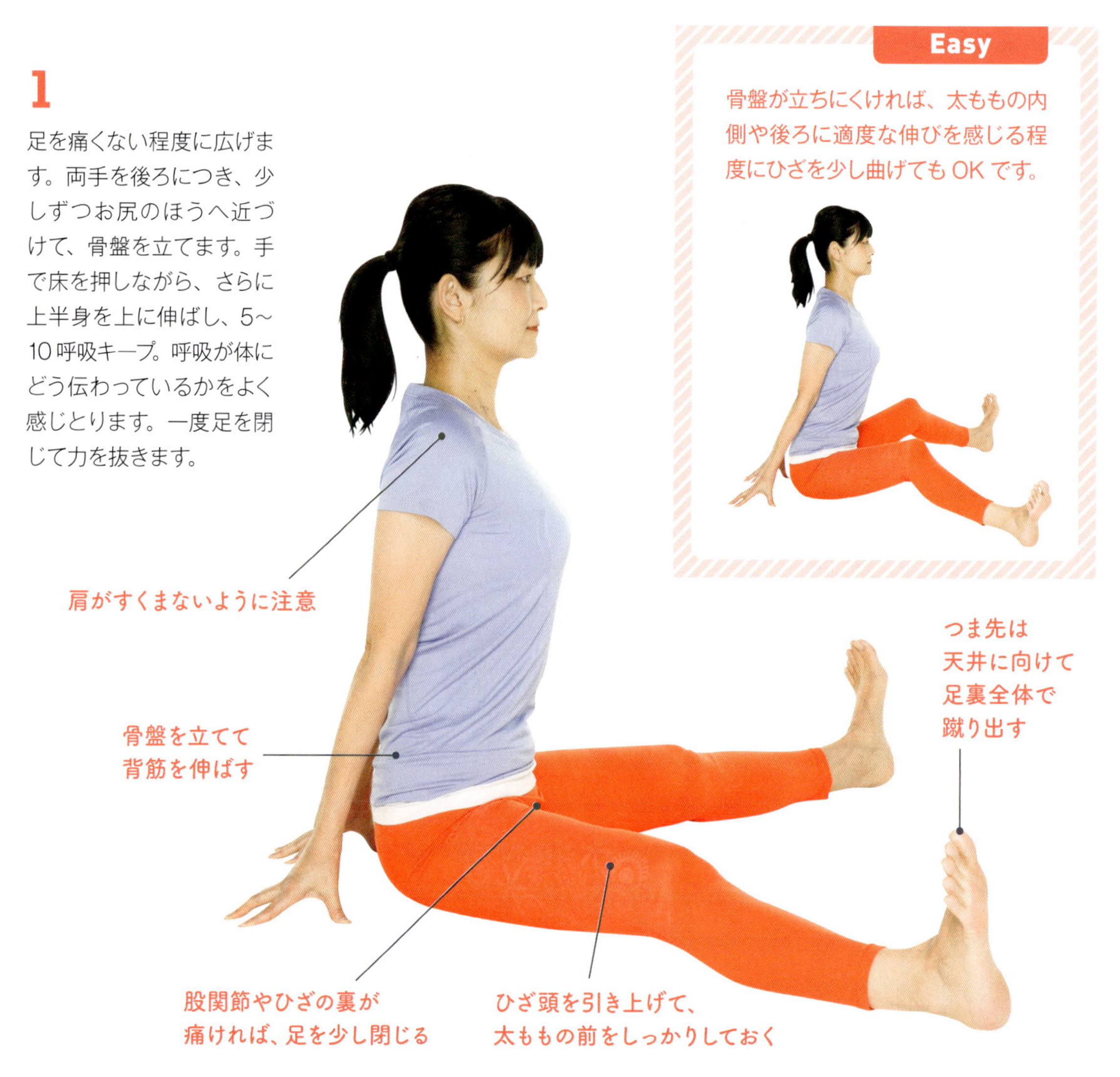
肩がすくまないように注意
骨盤を立てて
背筋を伸ばす
つま先は
天井に向けて
足裏全体で
蹴り出す
股関節やひざの裏が
痛ければ、足を少し閉じる
ひざ頭を引き上げて、
太ももの前をしっかりしておく

応援アドバイス

- 弾みをつけたり、グイグイ前にいかないように、ゆっくり進みましょう。太ももの内側や後ろに適度な伸びが感じられていれば十分です。
- 呼吸がしづらくなったり、足がプルプル震えるようなら頑張りすぎですから、少し手前に戻りましょう。
- 一呼吸ずつ体はなじんでいきますので、微妙な変化を味わいましょう。

効果

- 股関節を柔軟に
- 腰の疲れを緩和
- 気分が穏やかになる

2

1回目より少し大きめに、痛くない程度に足を広げて、もう一度**1**の動作を行い、10呼吸ほどキープします。余裕があれば、手を前について、少しずつ前屈します。背筋を伸ばしたまま、ゆっくり前に進みましょう。

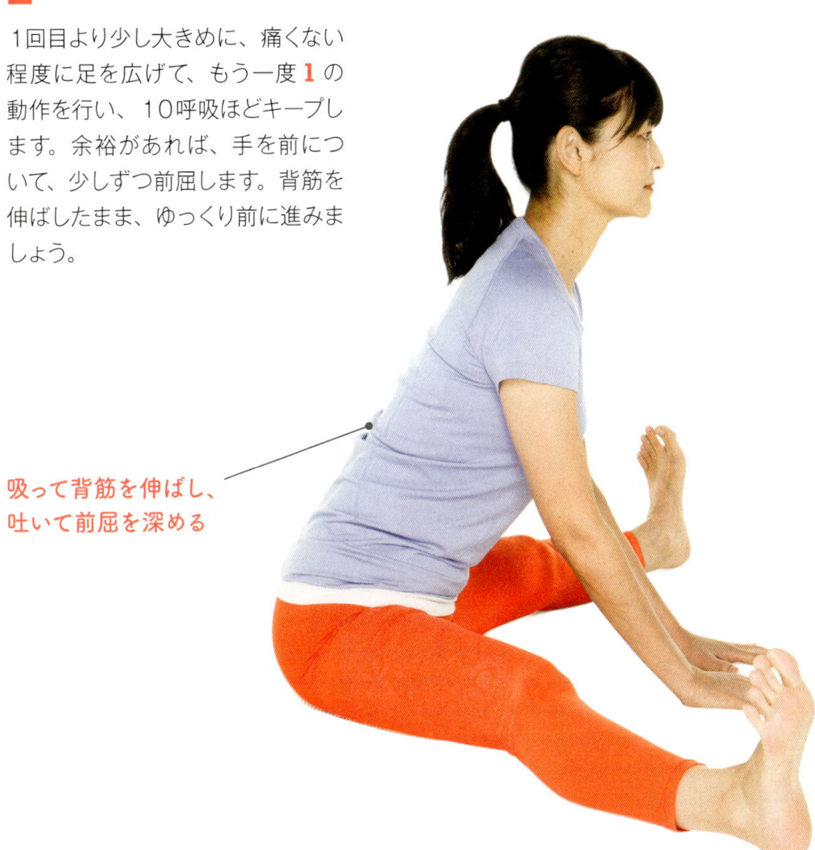

吸って背筋を伸ばし、
吐いて前屈を深める

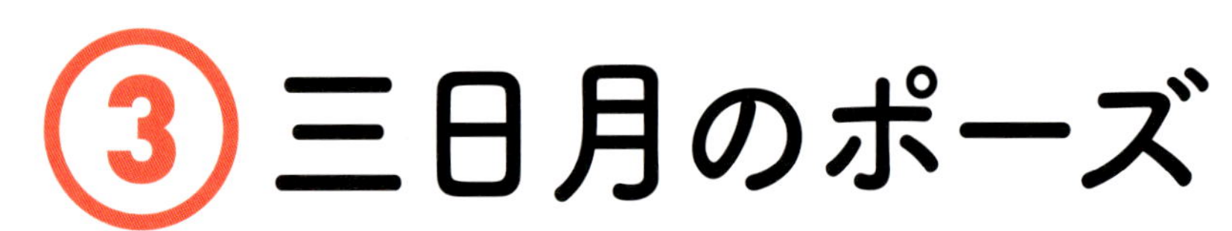

③ 三日月のポーズ

Anjaneyasana

1

手とひざを床におろし、左足を前に出して、両手の間に置きます。左ひざは足首の真上に、右ひざをなるべく後ろに下げます。右足の付け根に気持ちいい伸びを感じることを目安に、右ひざの位置を調整して上半身を起こし、両手を左ひざの上に重ねて５呼吸キープ。反対側も同様に行います。

Easy

もし右ひざが痛いようなら、マットを横から二重にたたみましょう。

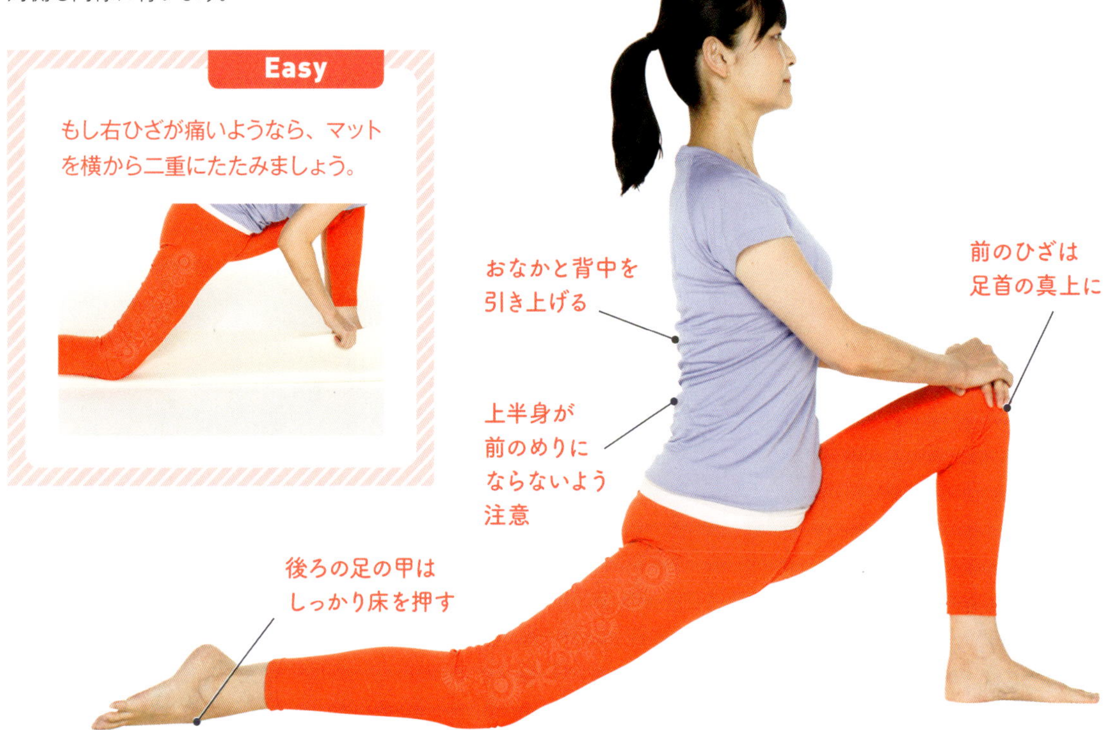
おなかと背中を引き上げる
前のひざは足首の真上に
上半身が前のめりにならないよう注意
後ろの足の甲はしっかり床を押す

応援アドバイス

- 足の付け根、そけい部のストレッチ効果があるポーズです。座る時間の長い方には特におすすめです。
- 足のスタンスによって、そけい部の伸びが変わってくるので、初めのうちは丁寧にポジションを探ってみてくださいね。

効果

- 股関節を柔軟に
- 足の疲れやむくみの緩和
- やる気が出てくる

2

1 の動作をもう一度繰り返し、両手を上に伸ばして５呼吸キープします。反対側も同様に行います。

NG

前のひざが足首より前に出て、上半身が前かがみにならないように、後ろのひざの位置を下げて調節しましょう。頭からお尻までが一直線に縦方向に伸びるイメージで。

NG

左の写真のように、後ろのかかとが外側に倒れないように、足の甲でしっかり床を押しましょう。

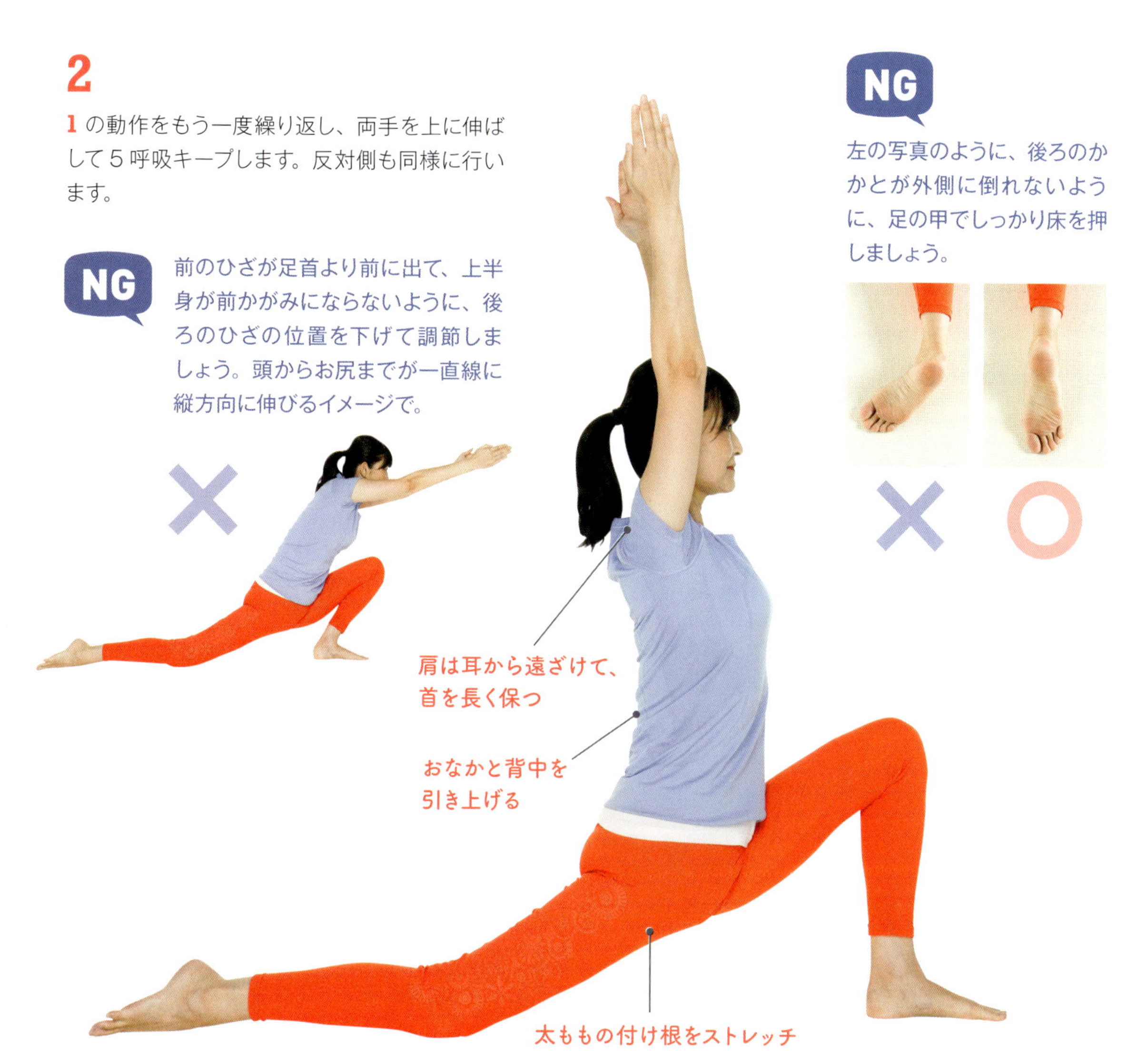
×
×
○
肩は耳から遠ざけて、
首を長く保つ
おなかと背中を
引き上げる
太ももの付け根をストレッチ

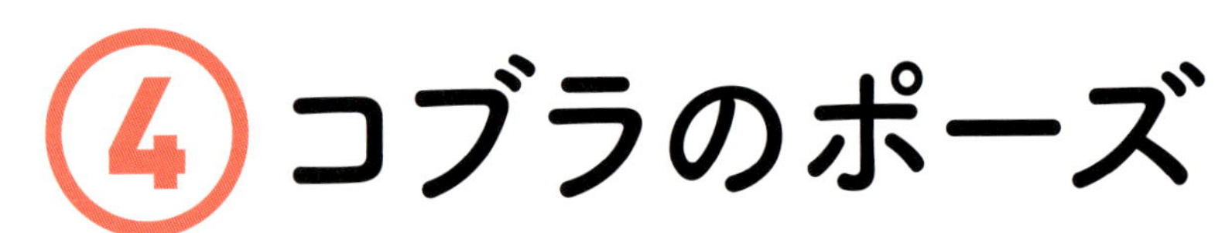

④ コブラのポーズ

Bhujangasana

足の甲を床につける

かかとが外側に逃げないように、
まっすぐ保つ

1

うつ伏せに寝て、足を腰幅に開きます。足の甲を床につけ、かかとが外側に逃げないように、すねからつま先までを真っすぐにしておきます。

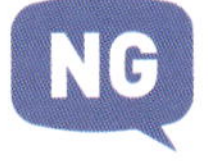

左の写真のように、後ろのかかとが外側に倒れないように、足の甲でしっかり床を押しましょう。

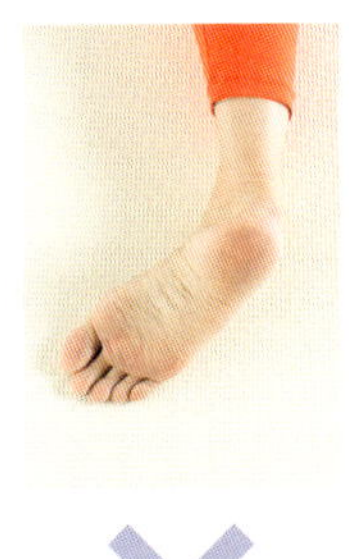

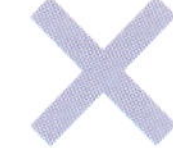

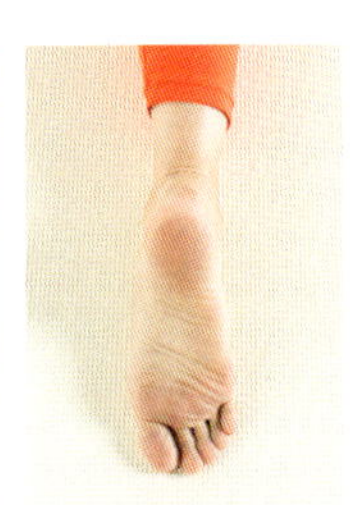

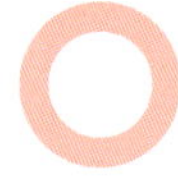

応援アドバイス

- 足の土台をしっかりすることで腰を守り、背骨まわりにマッサージ効果が得られるポーズです。
- 後屈の動きは、日常生活ではあまりやらない動きですので、初めはチャレンジが必要かもしれませんが、ポーズを終えたあとのスッキリ感、達成感は大きいですよ！

効果

- 背中のこりを緩和
- 前向きになる
- 若さを保つ

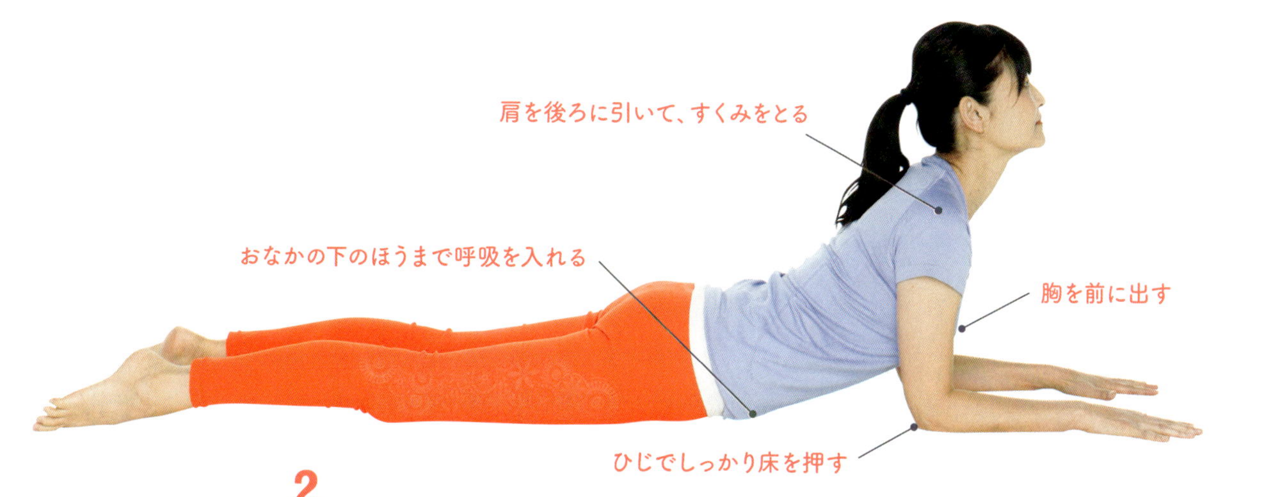
肩を後ろに引いて、すくみをとる
おなかの下のほうまで呼吸を入れる
胸を前に出す
ひじでしっかり床を押す

2

ひじを支えに、上体を起こします。ひじから手の先までが肩幅と同じになるように整え、5呼吸キープします。腕を枕に、頭を先ほどとは反対に向けて休み、もう一度行います。

NG

肩がすくまないように注意。ひじでしっかり床を押しながら、上半身は背伸びをする感覚で。

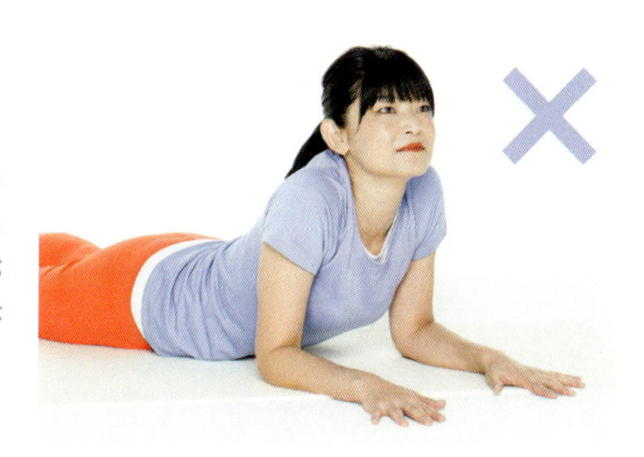

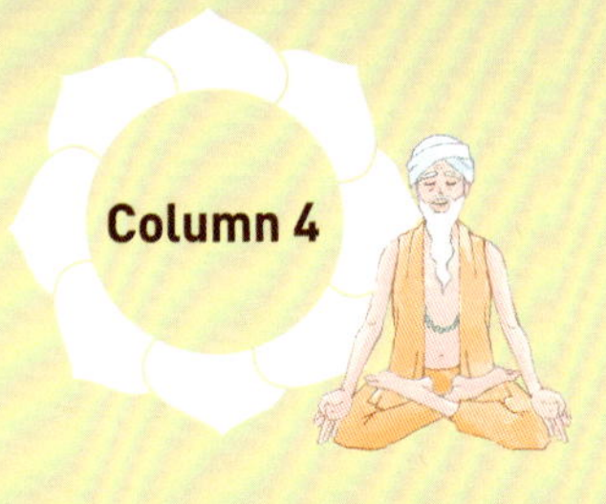

聖者からのおしえ ～自分と向き合うヒント～

3つの体の性質	風のエネルギー Vata（ヴァータ）

体を温め、マッサージで心もリラックス

アーユルヴェーダでは、私たちの体は3つの性質が作用して健康を保っていると考えられています。1つ目は、風のエネルギー、「ヴァータ」です。ヴァータの主な働きは「動き」で、呼吸や神経の流れをはじめ、体のあらゆる機能が滞ることなく動いているのは、ヴァータがうまく働いているからです。

不規則な生活が続いたり、不慣れな環境に身をおいたとき、長時間話し続けたときには、ヴァータの働きが乱れやすく、関節や筋肉が動かしにくくなり、体にこわばりが出てきます。まさにこれが体の硬さの主な原因！ 冷え性や乾燥肌、気分が変わりやすく、不安定な精神状態になりやすいのも特徴です。そして、この不安感も体を硬くしてしまうのです。

温めることは、ヴァータの乱れを鎮静します。温めると体も心もリラックスしやすくなります。安心できる温かい環境を作り、まずはゆっくり休みましょう。呼吸法（p.76-77）やオイルマッサージ、特に耳のマッサージ（p.85）はおすすめです。

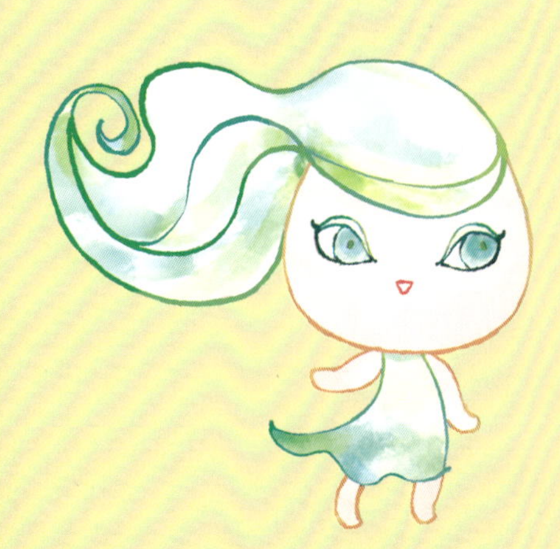

ヴァータがうまく働き続けるには、規則正しい生活を送ることがいちばんなので、アーユルヴェーダの生活法（p.89-95）を参考に、自分に合った生活のリズムを作りましょう。特に冬はヴァータの乱れを感じやすい季節です。良質の油を含んだ温かい食事で、冷えや乾燥の予防をしたいものです。油揚げを入れたおみそ汁、ギーやオリーブオイルをたらした野菜スープなどは手軽にできるおすすめのメニューです。

4th Week Balance

集中力を養う

4週目は片足で立つバランスのポーズに挑戦します。
土台を安定させる足の強さと柔軟性、体幹など、今まで練習してきた成果によってバランス力もアップ。
集中力を養うことにもつながるでしょう。

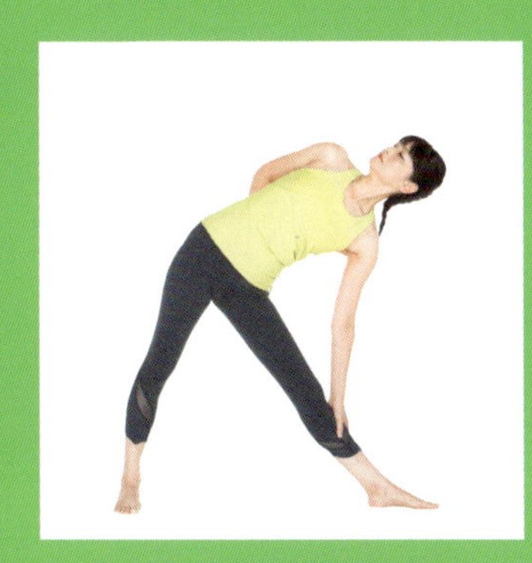

1 三角のポーズ

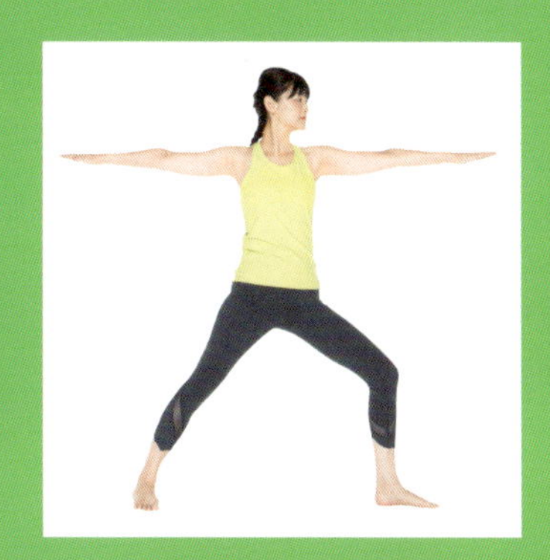

2 英雄のポーズⅡ

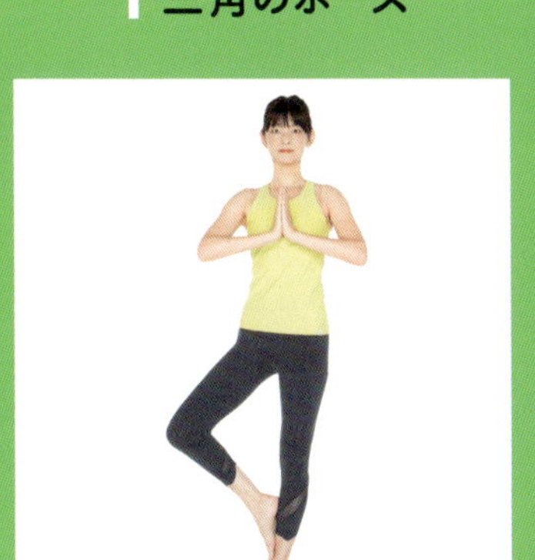

3 木のポーズ

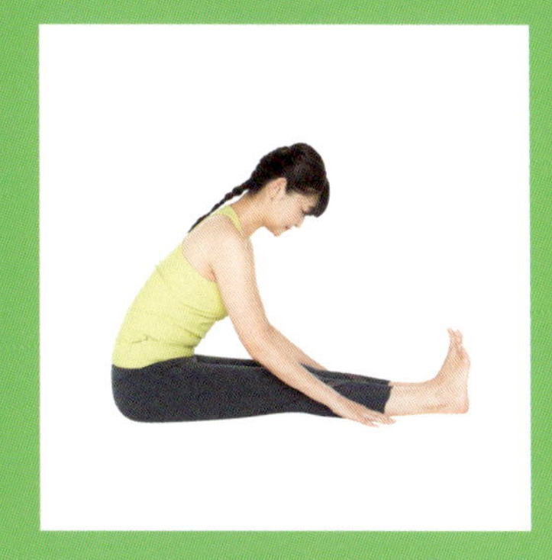

4 前屈のポーズ

① 三角のポーズ

Uttita Trikonasana

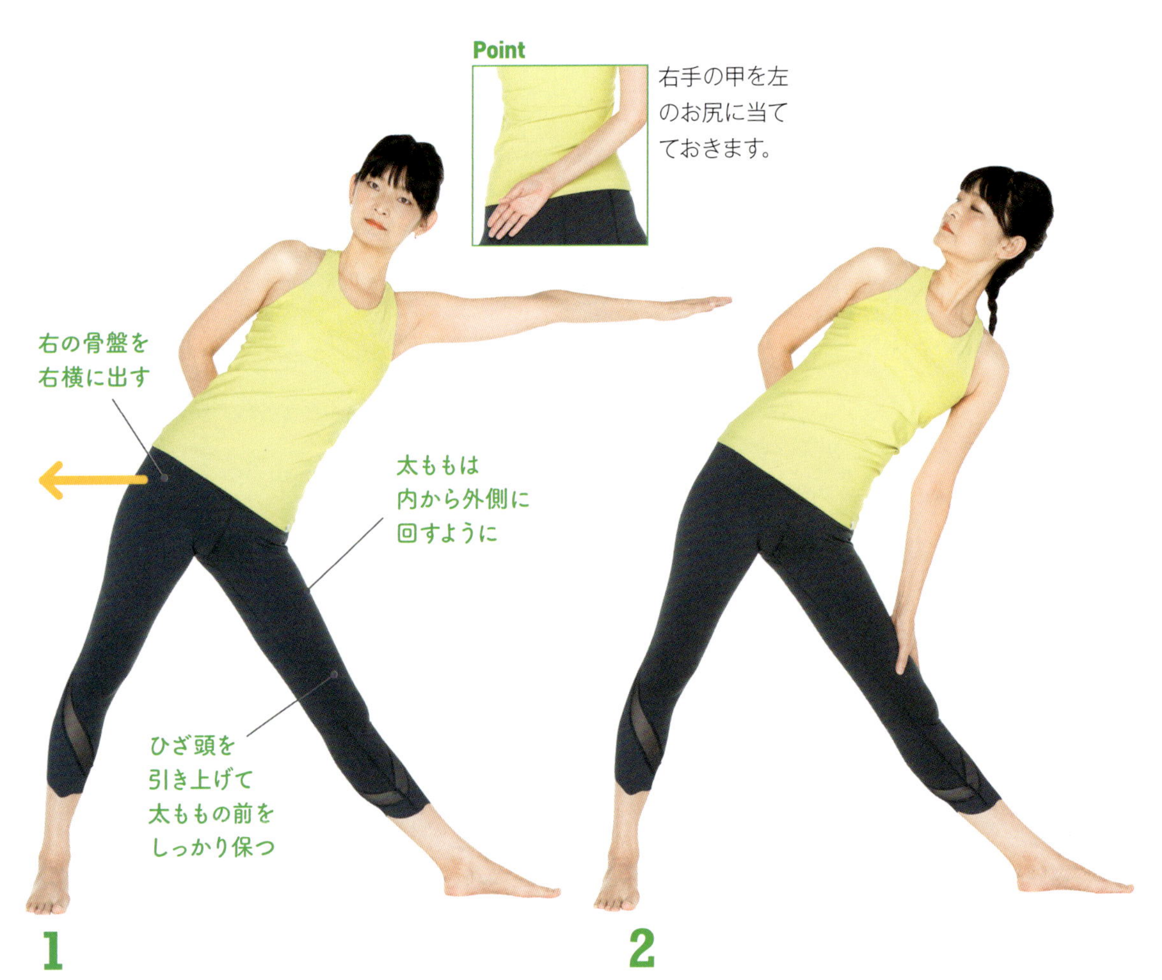
Point
右手の甲を左
のお尻に当て
ておきます。
右の骨盤を
右横に出す
太ももは
内から外側に
回すように
ひざ頭を
引き上げて
太ももの前を
しっかり保つ

1

足を広げて、左のつま先を外側に、右のつま先は少し内側に向けます。右手の甲を左のお尻に当てて、左手を真横に伸ばします。右の骨盤を右横に出し、左脇を伸ばします。

2

息を吐きながら、前かがみにならないように上体と左手をおろしていきます。

応援アドバイス

- 現在のヨガクラスで最も人気のあるポーズです。
- 前かがみになると、体の側面や股関節のストレッチ効果が低くなるので、ここでは片手を後ろにして練習しましょう。
- p.67 ではフルポーズ（完成形）が出てきますよ。

効果

- 足腰を鍛える
- 腰のこわばりを緩和
- 肩こりの緩和

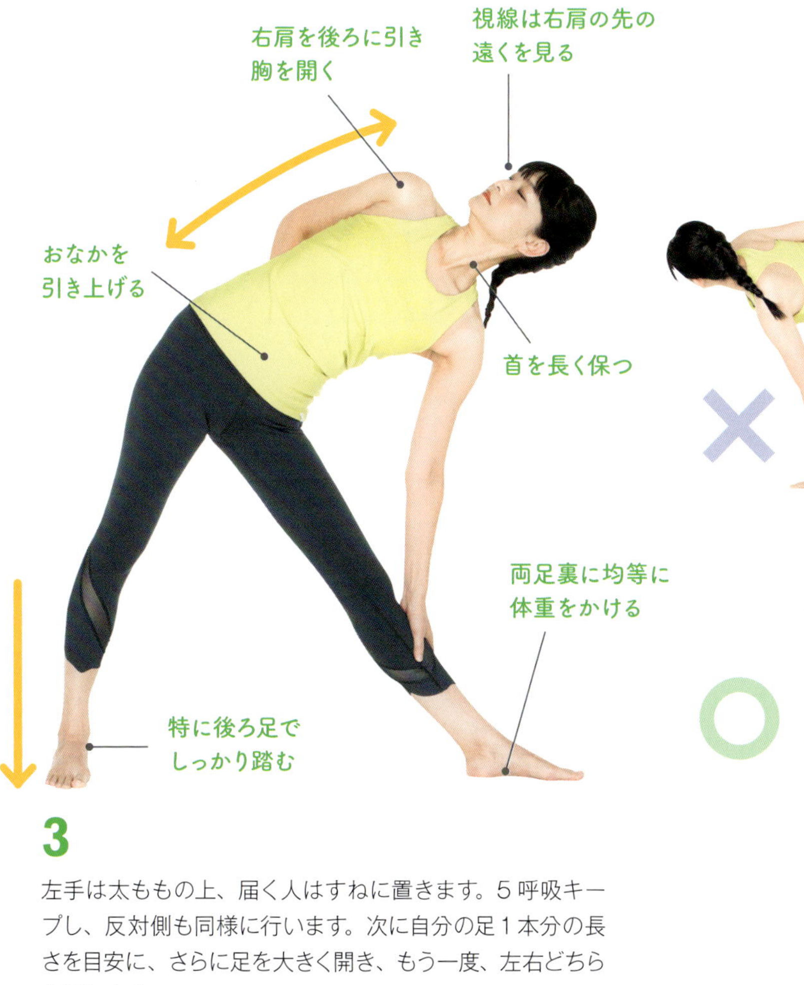
右肩を後ろに引き胸を開く
視線は右肩の先の遠くを見る
おなかを引き上げる
首を長く保つ
両足裏に均等に体重をかける
特に後ろ足でしっかり踏む

NG

前かがみにならないように注意。お尻が後ろに突き出ていたら、お尻を前に、おなかを引き上げて胸を開きます。下の写真のように、横から見て体が一直線になるように。

3

左手は太ももの上、届く人はすねに置きます。5 呼吸キープし、反対側も同様に行います。次に自分の足 1 本分の長さを目安に、さらに足を大きく開き、もう一度、左右どちらも行います。

② 英雄のポーズⅡ

Virabhadrasana Ⅱ

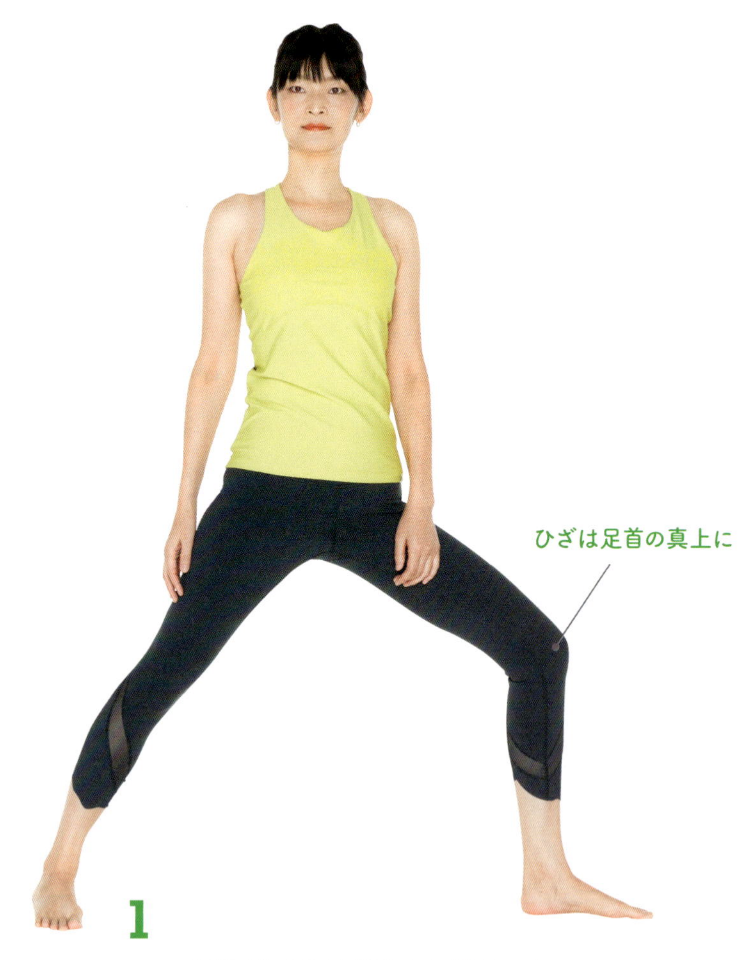

1

マットを横に使って足の間を大きく開き、左のつま先を真っすぐ外側に、右のつま先を少し内側に向けます。左ひざを曲げて、ひざがちょうど足首の真上にくるようにします。

応援アドバイス

- 後ろの足でしっかり床を踏むことを意識すると、バランスが整ってきますよ。
- 上下、左右に体が大きく開いていく感覚を味わいましょう。

効果

- 足腰を鍛える
- 股関節を柔軟に
- 活力がわく

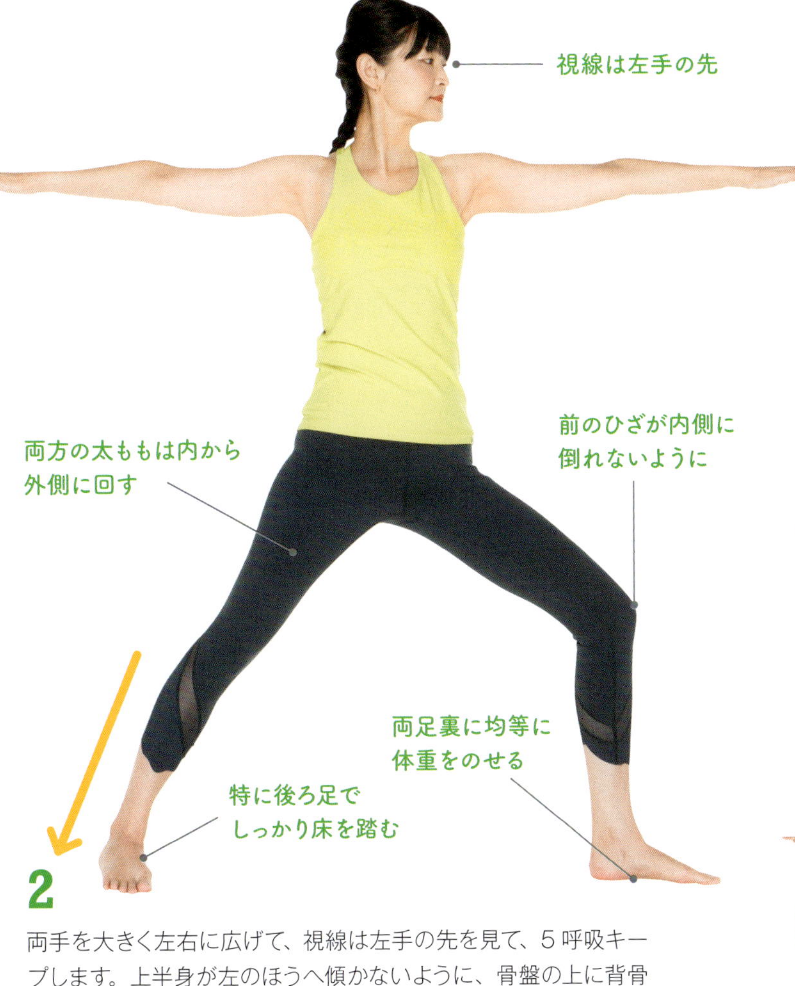

視線は左手の先
両方の太ももは内から外側に回す
前のひざが内側に倒れないように
両足裏に均等に体重をのせる
特に後ろ足でしっかり床を踏む

NG

上半身が前に傾かないように、骨盤の上に立てます。前のひざが足首より前に傾いてしまう場合は、後ろ足をもう少し開いて調節しましょう。

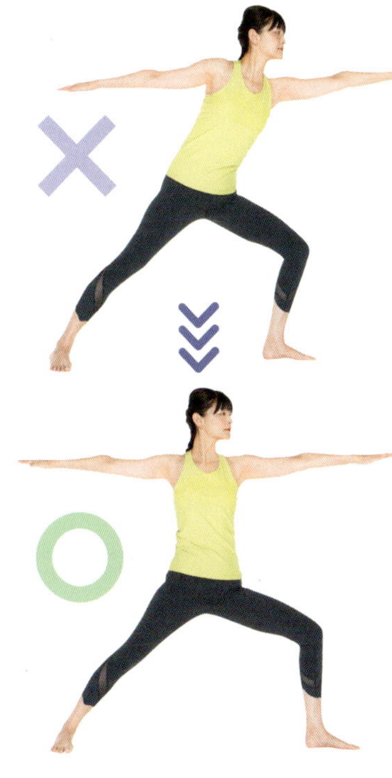

2

両手を大きく左右に広げて、視線は左手の先を見て、5呼吸キープします。上半身が左のほうへ傾かないように、骨盤の上に背骨を一個一個積み上げて、腕は左右にどんどん伸びていくイメージで。反対側も同様に行います。

③ 木のポーズ

Vrksasana

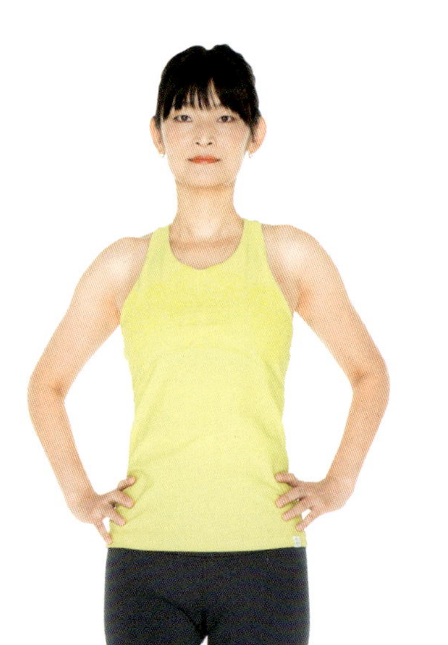

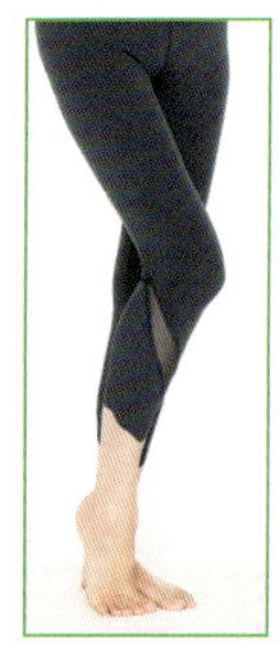

真っすぐ前に
視線を定める

首を長く保つ

上半身は
上に引き上げる

1

山のポーズ（p.12）で足の親指同士をくっつけて立ち、両手を腰に当てます。左足に体重を移し、右足のかかとを床から持ち上げます。

2

左足でしっかりバランスが取れてきたら、右ひざを開き、右のかかとを左足のくるぶしにあてがいます。右のつま先が床を離れても大丈夫なくらいに左足をしっかりします。

応援アドバイス

- 左右でバランスの取りやすさに差がありますが、軸足でしっかり床を押し、上半身は上に引き上げて。体が上下に引っぱられるイメージでやってみてください。
- 視線はもうひとつの足と言われるくらい、バランスを取るのに役立ちます。下を見ず、なるべく真っすぐ前の遠くを見るようにしてみましょう。

効果

- バランス感覚を養う
- 集中力を高める
- 穏やかな気分になる

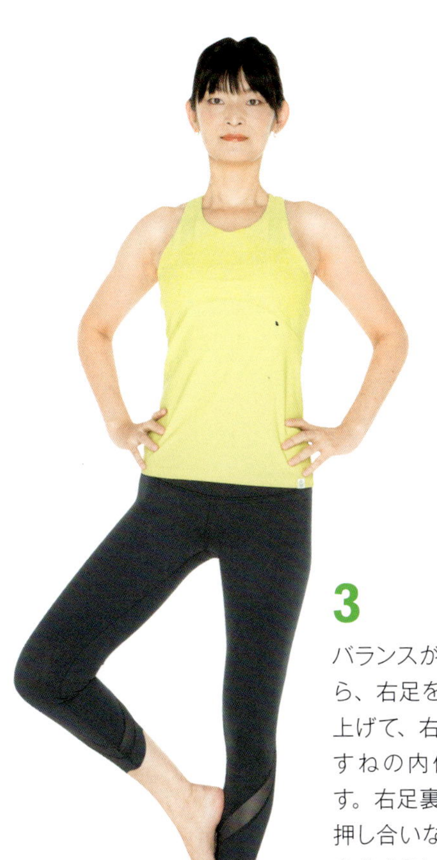

3

バランスが取れてきたら、右足をさらに持ち上げて、右足裏を左のすねの内側に当てます。右足裏と左足とで押し合いながら、上半身をさらに上へ引き上げましょう。

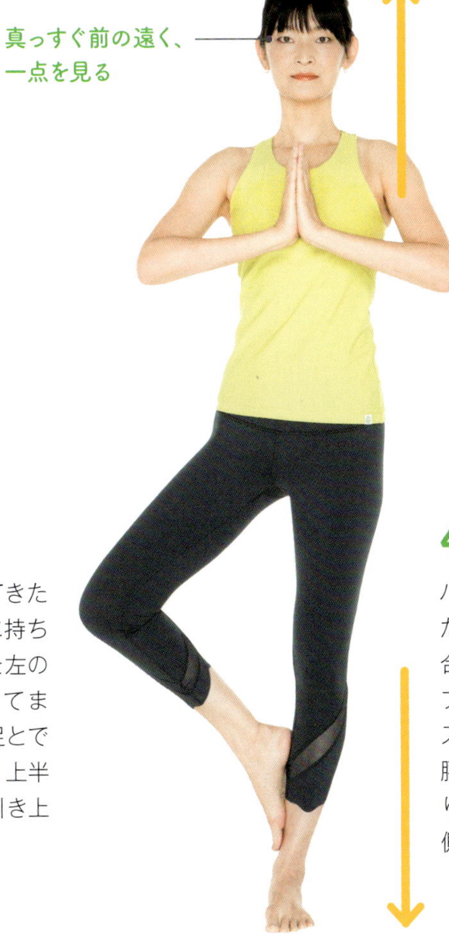

4

バランスが安定していたら、両手を胸の前で合わせて、5呼吸キープします。もしバランスがくずれたら、手を腰に戻し、足元から作り直しましょう。反対側も同様に行います。

④ 前屈のポーズ

Paschimottanasana

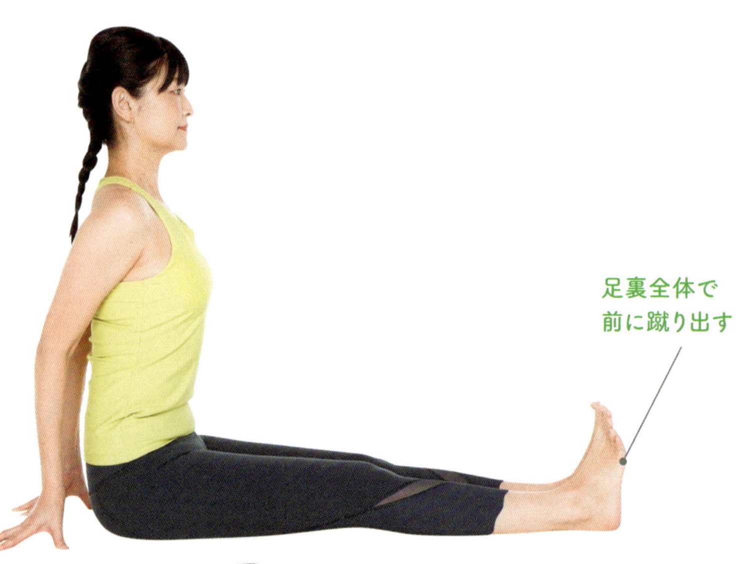
足裏全体で
前に蹴り出す

1

体育座りで両手をお尻のすぐ後ろについて、マットを押しながら骨盤を立て、背筋を伸ばします。足を前に伸ばし、太ももを外から内側に回すようにして、足の間を閉じて、5呼吸キープ。一旦休んで再び行います。

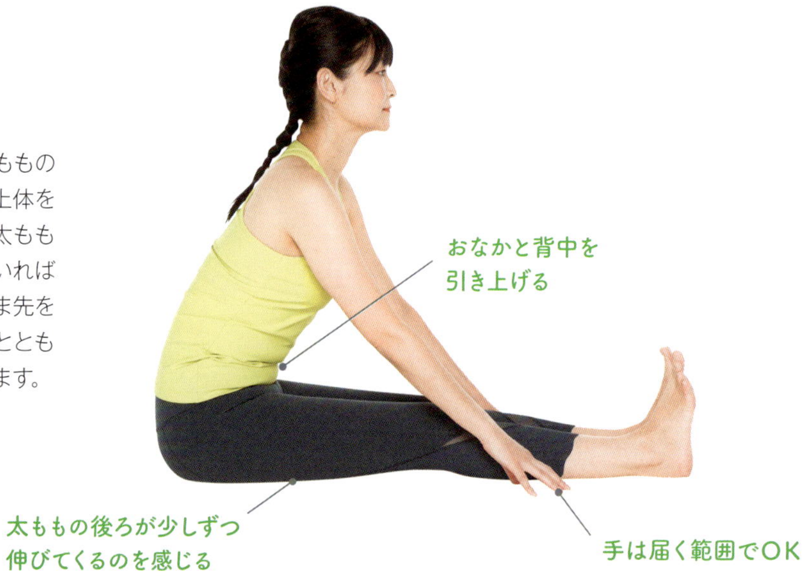
おなかと背中を
引き上げる
太ももの後ろが少しずつ
伸びてくるのを感じる
手は届く範囲でOK

2

慣れてきたら、手を太ももの横に置いて、少しずつ上体を前に倒していきます。太ももの後ろに伸びを感じていれば十分なので、無理につま先をつかもうとせず、呼吸とともに少しずつ前に歩かせます。

応援アドバイス

- 前屈系のポーズは太ももの後ろ側の緊張のせいで、体の硬さを実感しやすいもの。無理につま先をつかもうとせず、ポーズ中どこに伸びを感じるか、呼吸も意識しながらポーズを深めていきましょう。
- 回を重ねるごとに少しずつ柔軟性は高まってくるので、焦らずに何回も練習を続けてください！

効果

- 足の後ろ側を柔軟に
- 足の疲れの緩和
- 心が穏やかになる

3

最後に頭を預けて5～10 呼吸キープ。息を吸いながらゆっくり起き上がり、仰向けで休みます。

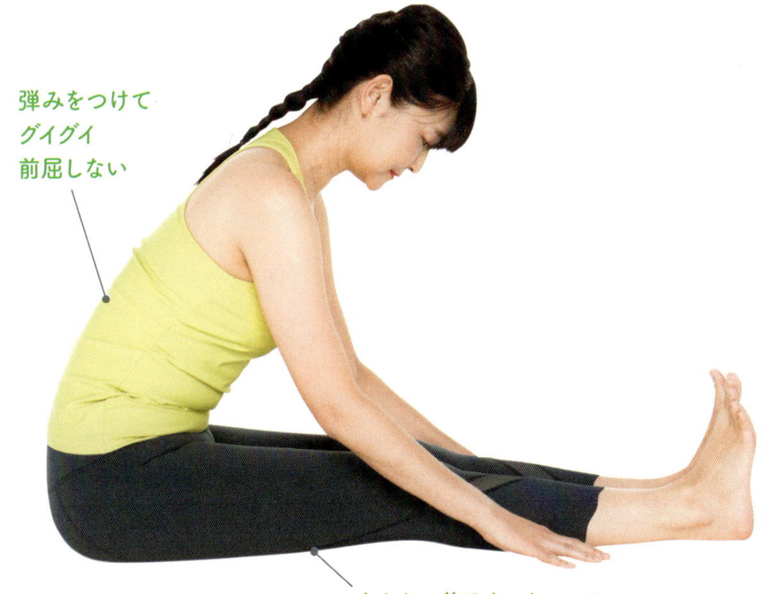
弾みをつけて
グイグイ
前屈しない

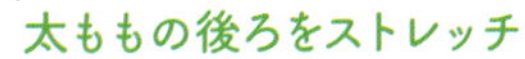
太ももの後ろをストレッチ

NG もし背中が丸まってきたり、後ろに倒れるようなら、ひざを曲げて骨盤を立てましょう。

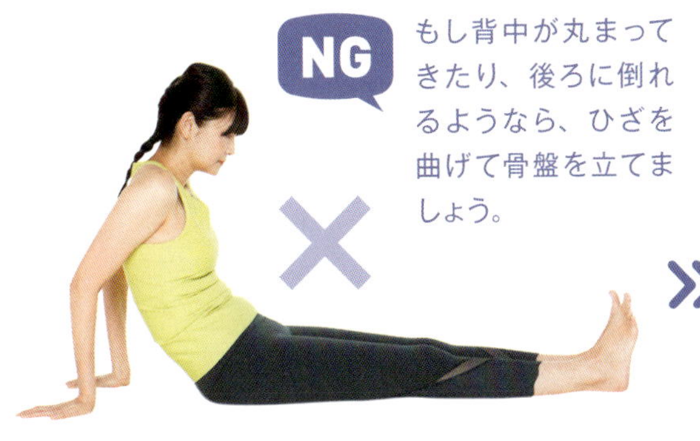

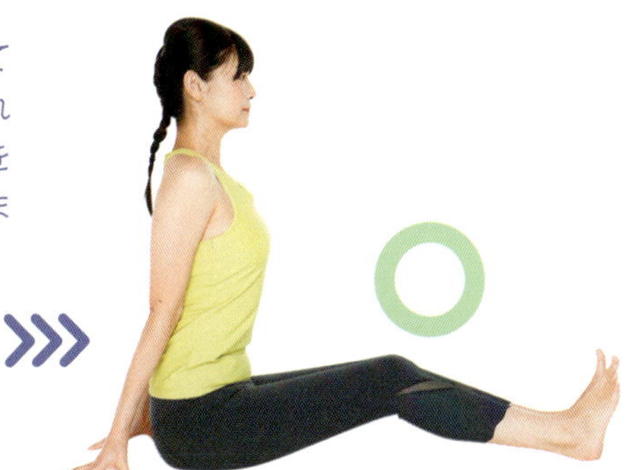

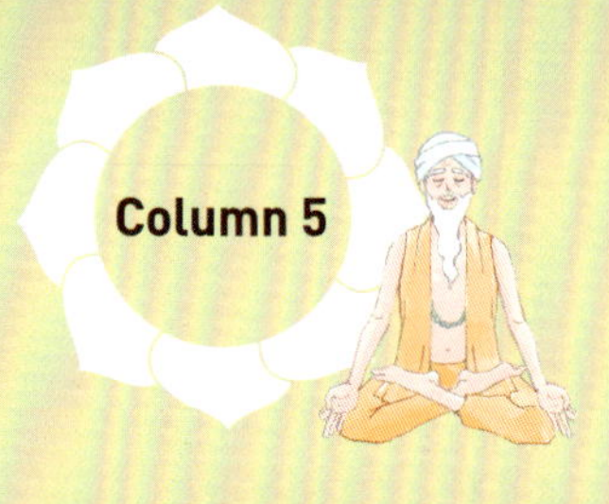

聖者からのおしえ ～自分と向き合うヒント～

3つの体の性質	火のエネルギー Pitta（ピッタ）

食事のカギは消化力

アーユルヴェーダの３つの体の性質の２つ目は、火のエネルギー、「ピッタ」です。ピッタの主な働きは「変化、代謝」で、食事が消化されて、さまざまな体の組織が作られるのは、このピッタの働きによるものです。食事だけでなく、知的な消化もピッタの働きといわれています。

ヘビーな食事が続いたり、頭脳労働や考えすぎが続くと、ピッタが乱れ、胃腸を弱らせるだけでなく、口内炎や発熱、肌荒れなどの症状が出ることもあります。こだわりすぎや、完璧にやらないと気がすまなくなり、イライラや怒りにつながりやすいのも特徴です。そのような状態では、体だけでなく頭や心も硬くなってしまいますね。

ピッタがうまく働き続けるように、まずは日々の食事の摂り方（p.92-93）を見直してみましょう。夏はピッタの影響を受けやすく、秋も不調が現れやすい季節です。アーユルヴェーダでは、夏バテは消化力の低下が原因と考えるので、うなぎや焼肉など消化が難しいものをガッツリ食べて、精力をつけるというのは逆効果かもしれません。年齢や季節、その日の自分の消化力とよく相談して、無理なくおいしく食べられるメニューを心がけましょう。

知的な消化は質の良い睡眠から得られます。一日の終わりに（p.95）を参考にしてください。終わりのリラクゼーション（p.14-15）や呼吸法（p.76-77）、瞑想（p.78-79）は、頭と心のクールダウンにおすすめです。休みの日には、自然の景色、音や香りを楽しめるところに出かけてみるのも、ピッタの乱れを和らげるのに役立ちます。

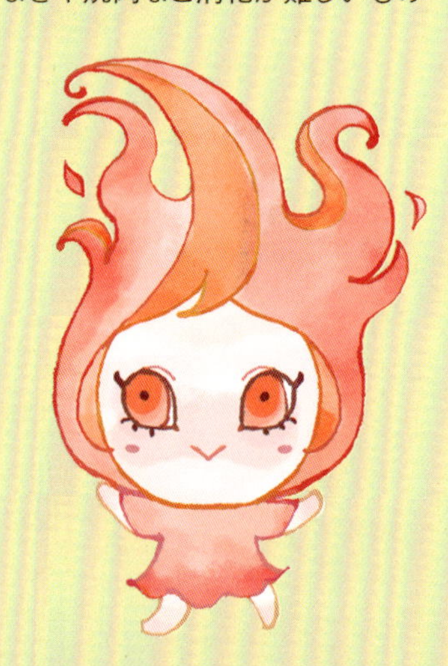

ボーナス週　チャレンジ

Bonus Week Challenge

自信をつける

4週間のプログラムに慣れてきたら、完成形のフルポーズにもチャレンジしてみましょう。
やさしいバリエーションも紹介しますので、
無理をせずに、その日の体の調子に合わせて練習してください。

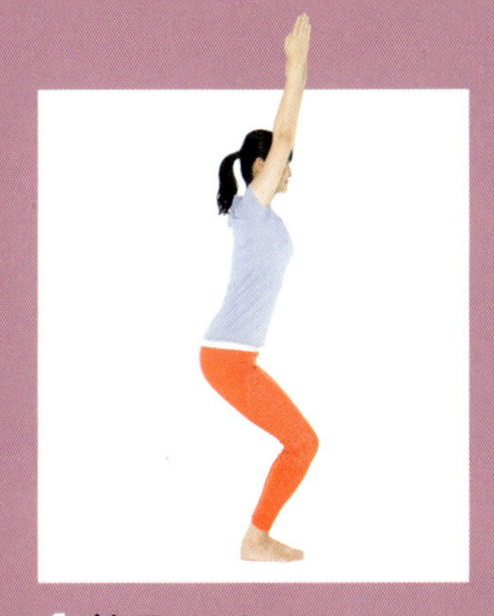

1 椅子のポーズ（完成形）

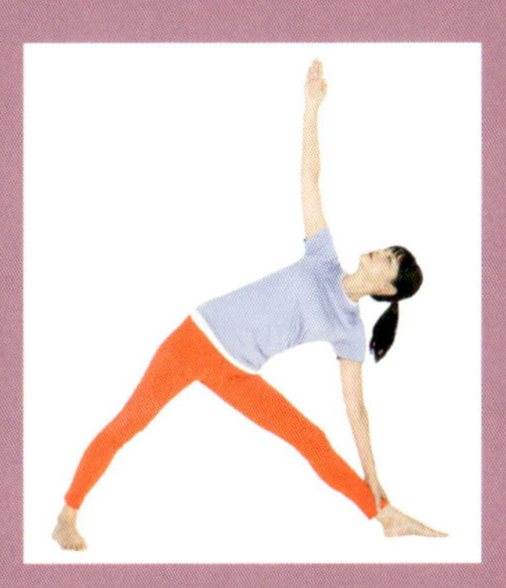

2 三角のポーズ（完成形）

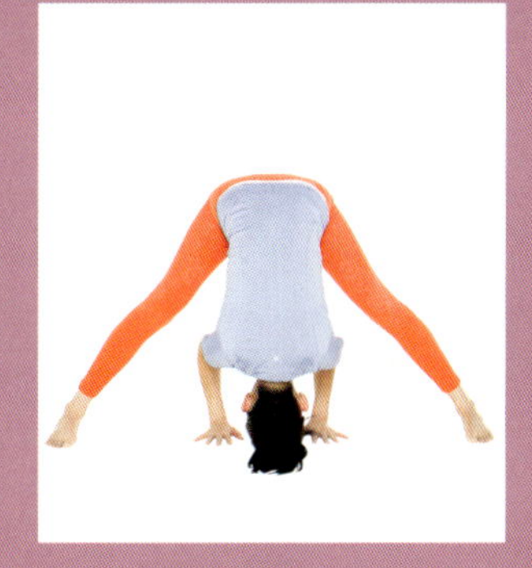

3 立位開脚のポーズ（完成形）

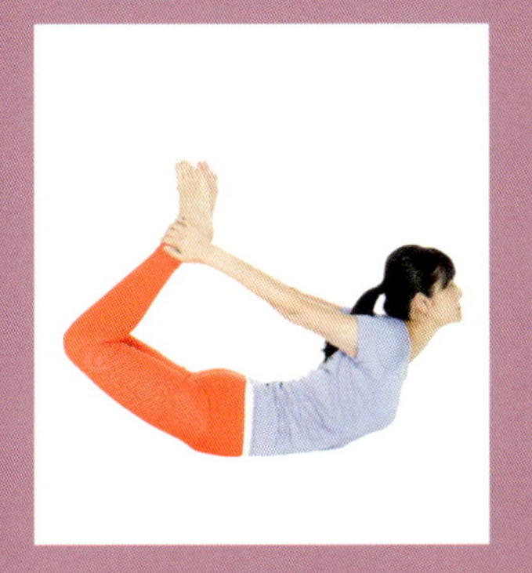

4 コブラ～弓のポーズ

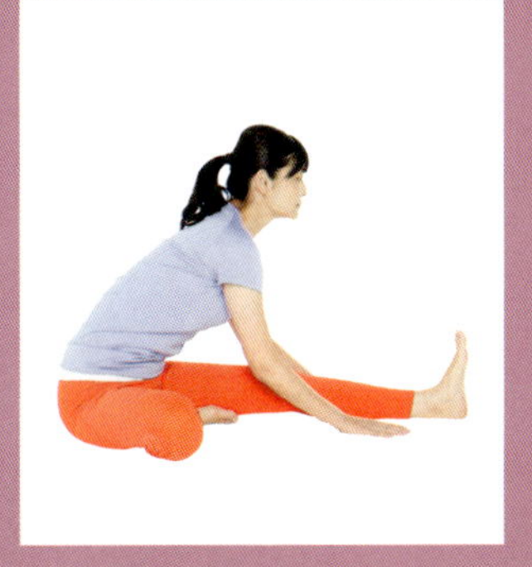

5 片足前屈のポーズ

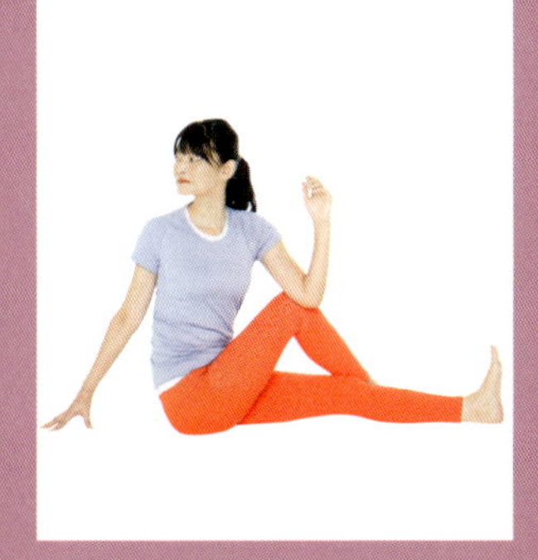

6 半分ツイストのポーズ

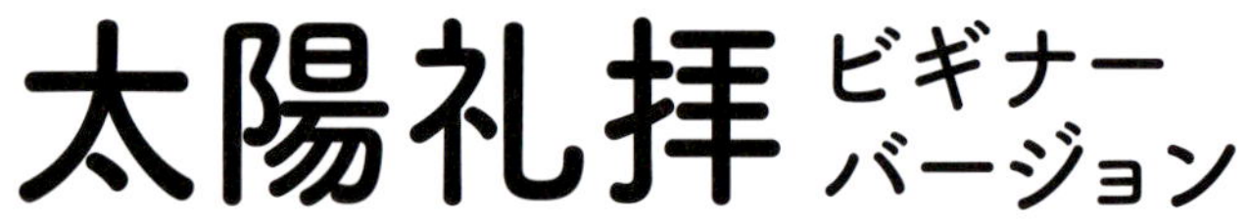

太陽礼拝 ビギナーバージョン

Surya Namaskara

応援アドバイス

- もともとは太陽に祈りを捧げる動きから、ヨガに取り入れられた「太陽礼拝」は、ポーズの練習前のウォーミングアップに最適です。
- 本書第 1～4 週の練習前に行っても OK です。
- 呼吸と体の動きを連動することが大切です。慣れるまでに少し時間がかかりますが、初めのうちはとにかく呼吸を止めないようにして、練習を重ねましょう。

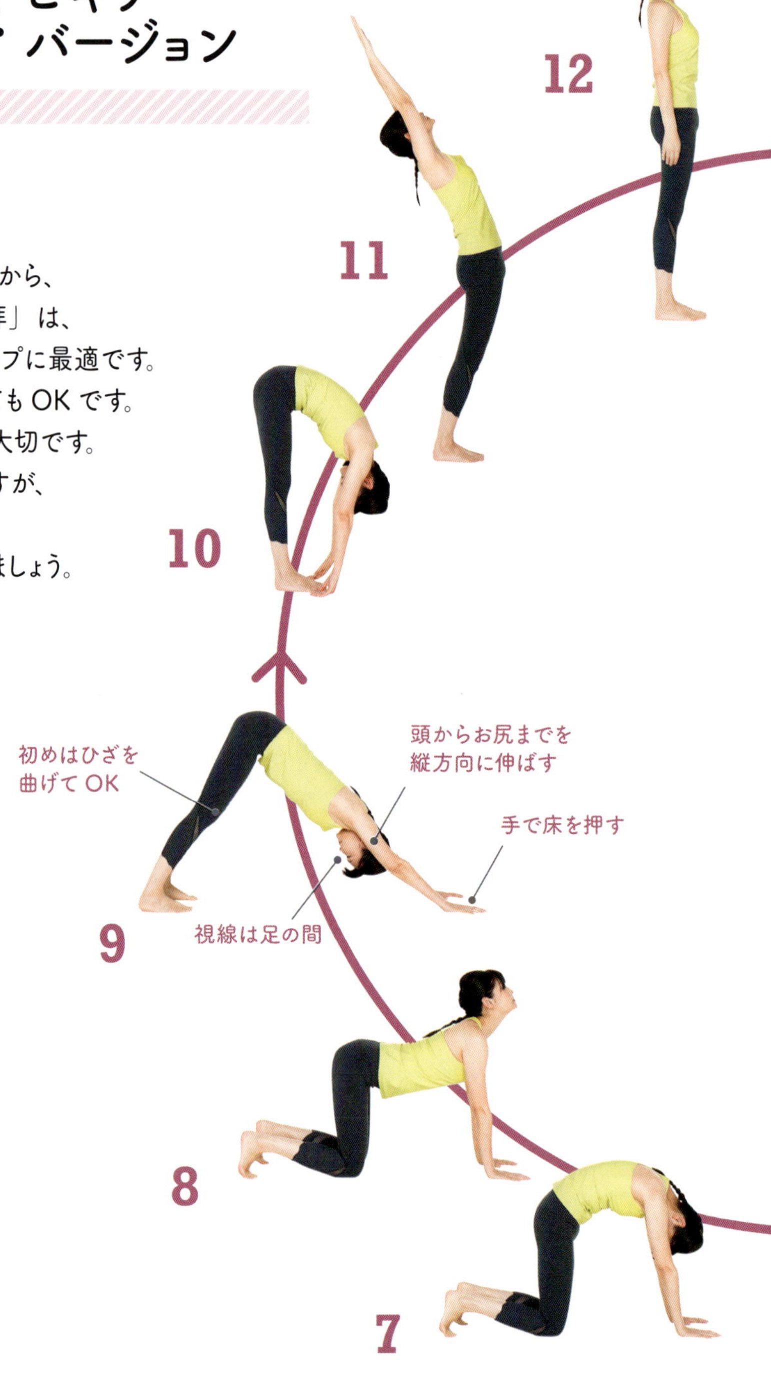
12
11
10
初めはひざを
曲げて OK
頭からお尻までを
縦方向に伸ばす
手で床を押す
視線は足の間
9
8
7

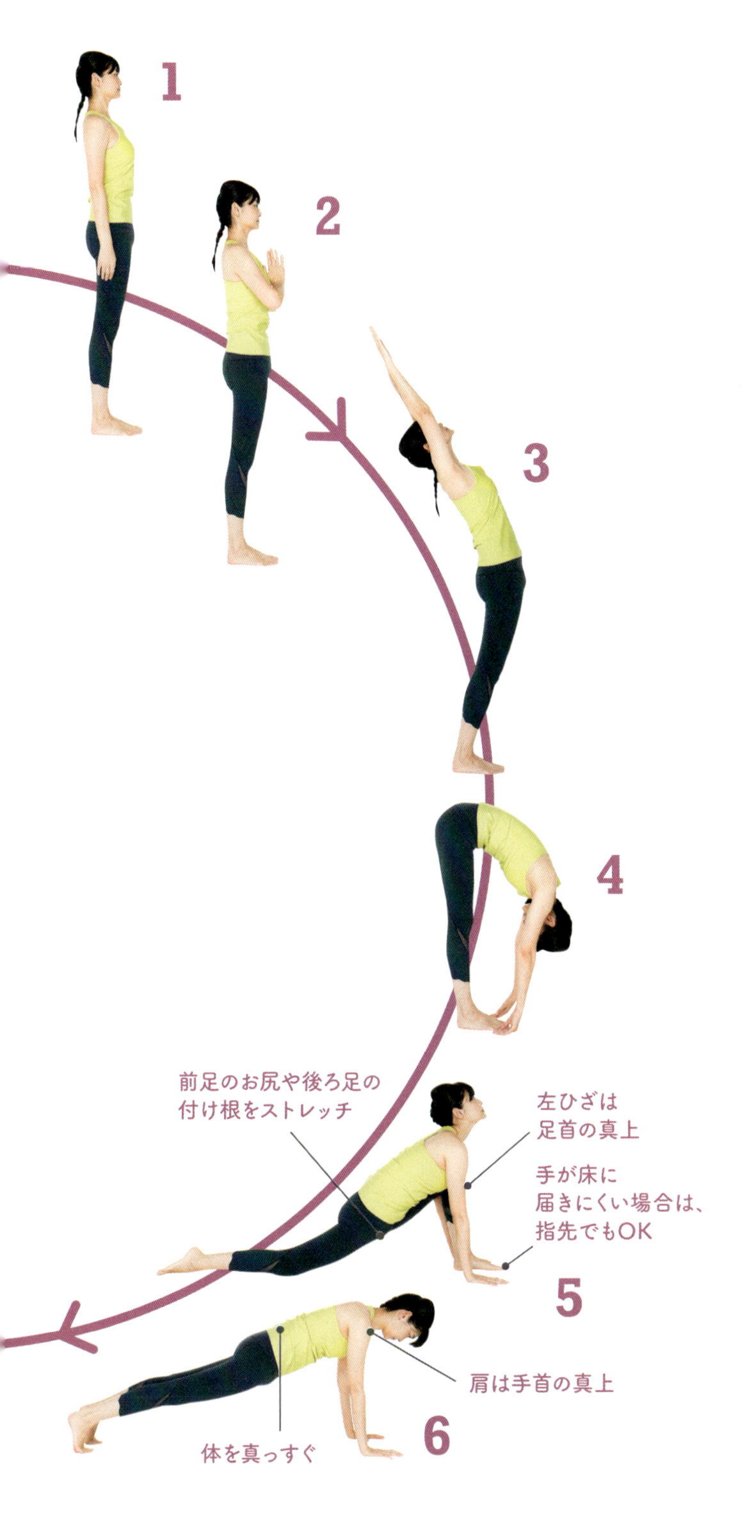
1
2
3
4
前足のお尻や後ろ足の
付け根をストレッチ
左ひざは
足首の真上
手が床に
届きにくい場合は、
指先でもOK
5
肩は手首の真上
体を真っすぐ
6

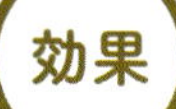
効果

- 体全体を温める
- 各ポーズ練習のウォームアップ
- 気分をリフレッシュ

1 マットの前に立ち、足の親指をそろえて山のポーズ（p.12）で自分の内側に意識を戻します。

2 息を吸って手を横から上げて、吐いて胸の前で合わせます。

3 吸って手を前から上に伸ばし、少し反ります。

4 吐いて手を前からおろして前屈し、２～３呼吸キープ。手はぶら下げて、床につかなくてもOK。

5 吸ってひざを曲げながら手を床につき、右足を大きく後ろに引きます。ひざを床におろし、上を見て、２～３呼吸キープ。

6 後ろ足のつま先を立て、手で床を押しながら、吐いて両足を後ろに伸ばし「板のポーズ」。

7 一度吸ってから、吐いてひざを腰幅におろし、手を肩の真下に。一度吸ってから、吐く息で背中を丸めて「猫のポーズ」（p.30-31）。

8 吸ってあごを上げ、お尻を上に突き出すようにして背中を反らせます。**7**～**8** の一連の動作をあと２回繰り返します。

9 手を前に歩かせてつま先を立て、お尻を斜め後ろに上げます。少しずつひざを伸ばし、できればかかとをおろします。「犬のポーズ」（p.40-41）で２～３呼吸キープ。

10 手の間をめざして歩き、足の親指をそろえて前屈し、２～３呼吸キープ。

11 吸って手を前から大回りで上げ、少し反ります。

12 吐いて手をおろし、これで１ラウンド。左側も同様に行い、左右交互に計４ラウンド行います。

① 椅子のポーズ（完成形）

Utkatasana

応援アドバイス

- 足を閉じた完成形（フルポーズ）は少しバランスが難しくなりますが、足の親指の付け根、小指の付け根、かかとの3点に均等に体重をのせ、土台を意識しましょう。
- ポーズをキープしている間はなるべくゆったりとした呼吸で、吸う息と吐く息が同じ長さになるようにしてみましょう。

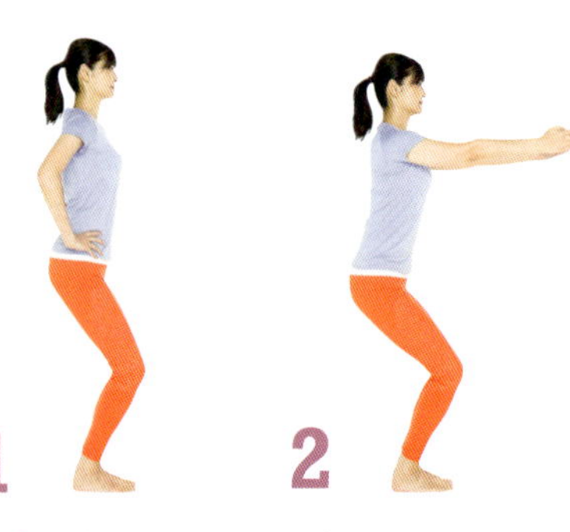

※①～②の動作は p.26 ～ 27 を参照
※今回は足をそろえて行います。

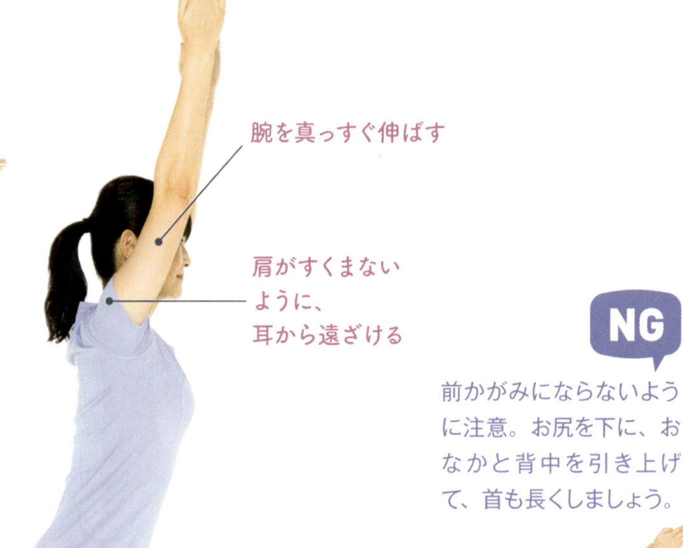
腕を真っすぐ伸ばす
肩がすくまないように、耳から遠ざける
足の親指をそろえる

3

椅子のポーズ（写真 **1**、**2**）に入り、腰を落とせるところまで落としたら、息を吸いながら両手を前から頭の上に伸ばし、5 呼吸キープ。手が上がりにくい場合は、肩の高さに戻してもOKです。

NG

前かがみにならないように注意。お尻を下に、おなかと背中を引き上げて、首も長くしましょう。

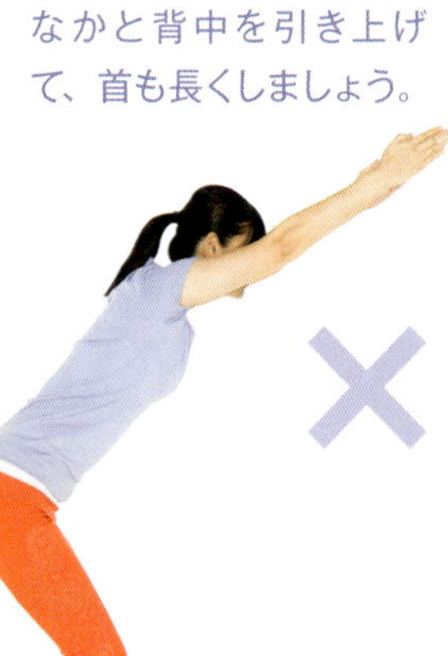

② 三角のポーズ（完成形）

Uttita Trikonasana

応援アドバイス

- 片側に倒れるポーズでは、倒れる側に意識が集中しがち。常に後ろ足でしっかり床を踏むことを忘れないようにしましょう。
- フルポーズになると、左右の差がよくわかりますが、やりにくいほうをダメだと決めつけず、それぞれの感覚の違いを味わいましょう！

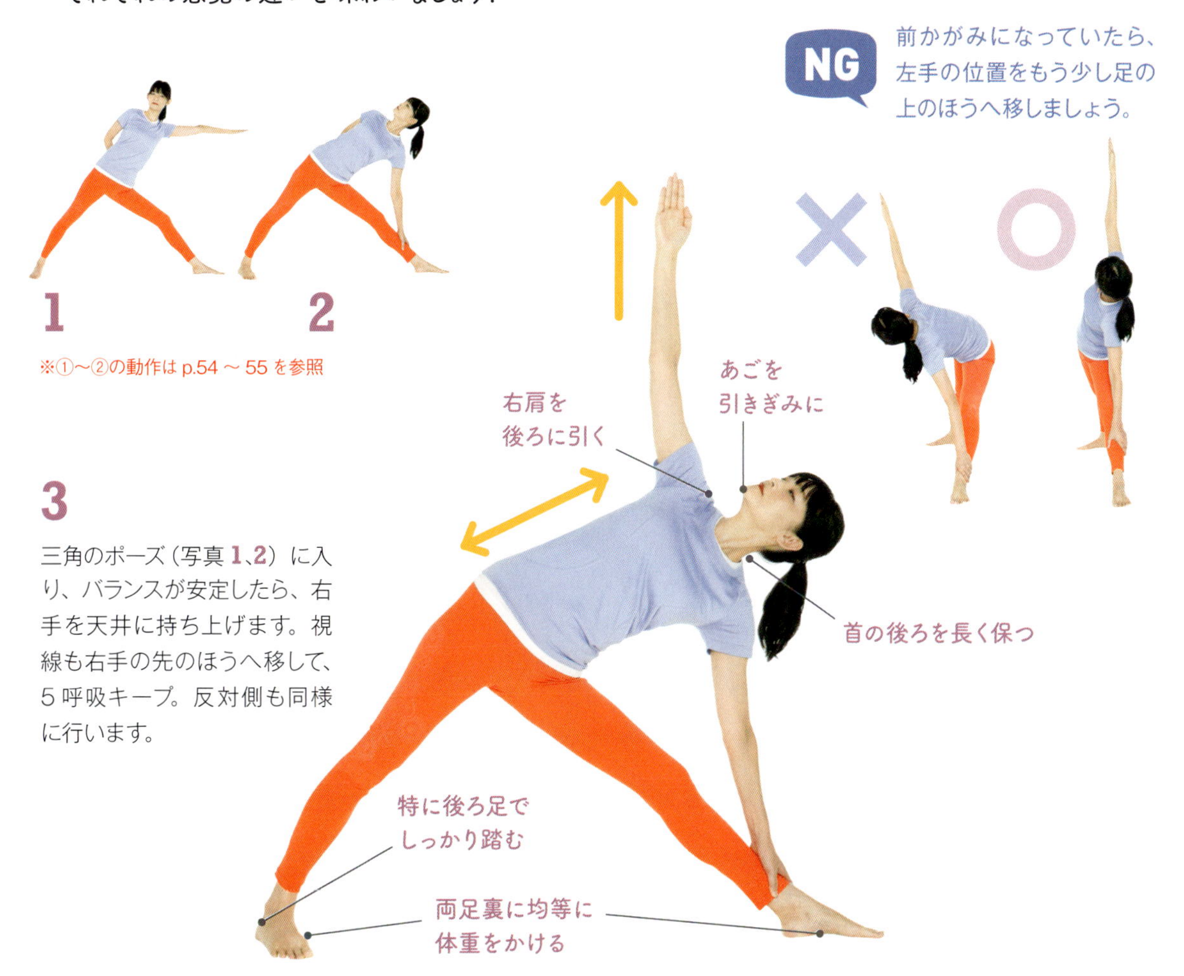
NG
前かがみになっていたら、左手の位置をもう少し足の上のほうへ移しましょう。
1
2
右肩を後ろに引く
あごを引きぎみに
首の後ろを長く保つ
特に後ろ足でしっかり踏む
両足裏に均等に体重をかける

※①〜②の動作は p.54 〜 55 を参照

3

三角のポーズ（写真 **1**,**2**）に入り、バランスが安定したら、右手を天井に持ち上げます。視線も右手の先のほうへ移して、5 呼吸キープ。反対側も同様に行います。

立位開脚のポーズ（完成形）

Prasarita Padottanasana

1

足の間を大きく広げて、つま先を正面に向けて平行にして立ち、足裏全体に均等に体重をのせます。両手を腰に当て、一度大きく吸ってから、吐く息であごを前に、背筋を伸ばしながら、大回りで前屈していきます。

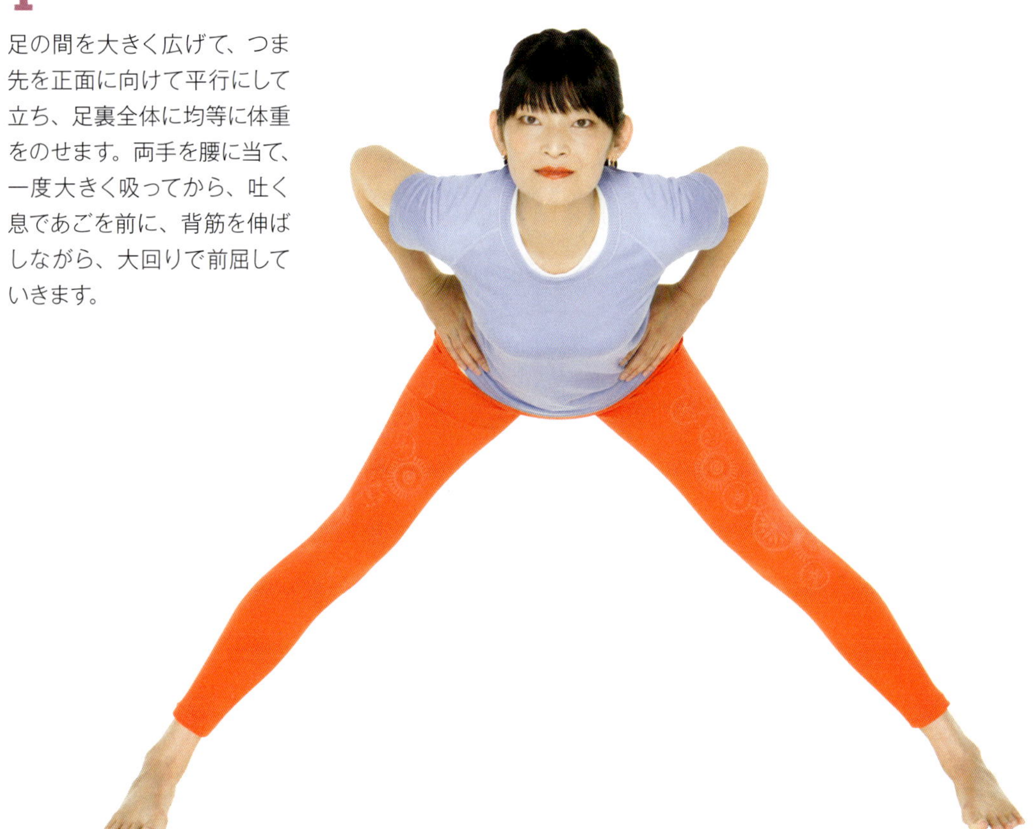

応援アドバイス

- 弾みをつけて無理に手を床につけようとせず、太ももの裏やお尻回りの伸びを感じながら、呼吸とともにゆっくり深めていきましょう。時間をかけてください！
- もし片方の足にこわばりを感じるようならば、そちらに合わせてください。やりやすいほうに頑張って合わせないように。

効果

- 足腰を鍛える
- 股関節を柔軟に
- 頭がスッキリする

2

最後に頭をおろして、両手を床に伸ばします。手が床に届くようなら、足と足を結ぶ一直線上に、肩幅で手をつきます。５呼吸キープしたら、吸って前を向き、吐いて手を腰に、次の吸う息でおなかを伸ばして大回りで起き上がり、山のポーズで呼吸を落ち着けます。

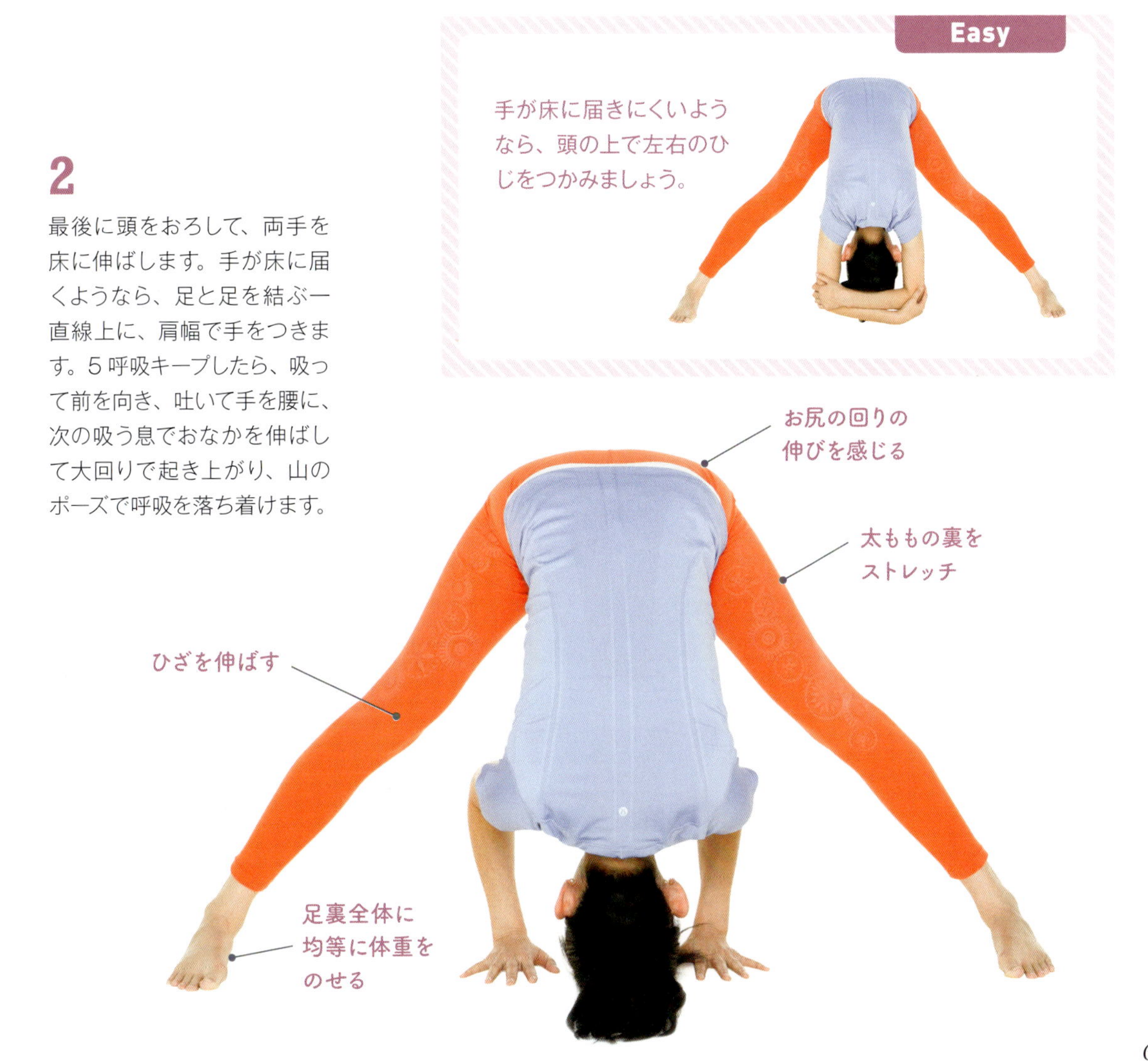
Easy
手が床に届きにくいようなら、頭の上で左右のひじをつかみましょう。
お尻の回りの伸びを感じる
太ももの裏をストレッチ
ひざを伸ばす
足裏全体に均等に体重をのせる

④ コブラのポーズ（完成形）→弓のポーズ

Bhujangasana → Dhanurasana

1

うつ伏せに寝て足は腰幅に開きます。ひじを支えに上体を起こし、ひじから手の先までが肩幅と同じになるように整えます。ひじでしっかり床を押して、背伸びをするように上体を持ち上げて、5 呼吸キープします。

両肩を後ろに引く

胸を前に出す

かかとが外に
逃げないように

足の甲を床につける

すねからつま先まで真っすぐに

おなかの下のほうまで
呼吸を入れる

2

今度はおでこを床につけ、手のひらを顔の横に置きます。吸ってゆっくり起き上がり、足の甲と手のひらで床を押します。恥骨が床についている範囲で少しずつ腕を伸ばし、5 呼吸キープします。

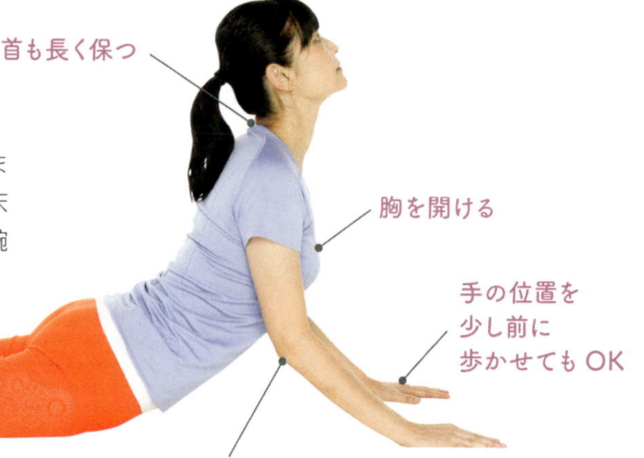
首も長く保つ
胸を開ける
手の位置を
少し前に
歩かせても OK
難しければ、ひじを床に置いても OK

応援アドバイス

- 腰を守るため、コブラのポーズでは足の土台をしっかり、弓のポーズではおなかの支えをしっかりしておきましょう。
- 日常にはない動きの後屈ポーズは苦手意識が生まれがちですが、やったあとの達成感、爽快感は格別です。毎日練習することをおすすめします。

効果

- 腰痛の緩和
- 肩、首のこりをほぐす
- 若さを保つ

3

おでこを床につけ、手で足首をしっかり持ちます。足首に手が届きにくい場合は、ひざを少し広げても OK。手が足に届かなければ、もう一度、コブラのポーズを練習しましょう。

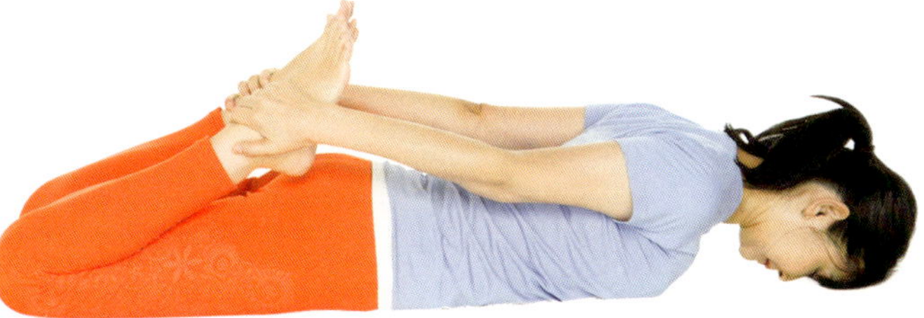

4

息を吸いながら、ゆっくり体を持ち上げます。おなかの支えをしっかりしながら、5 呼吸キープします。

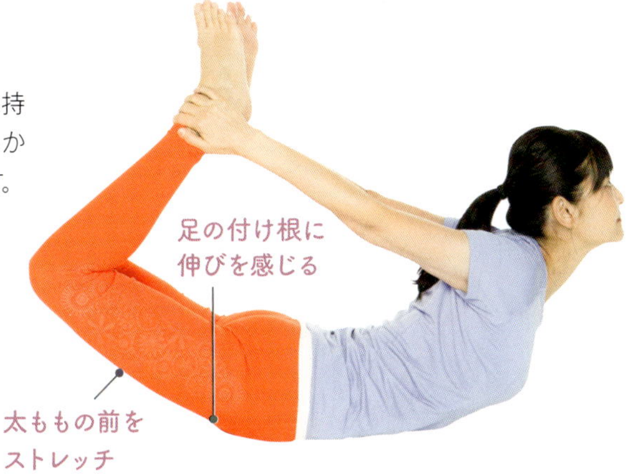
足の付け根に
伸びを感じる
太ももの前を
ストレッチ

NG

ひざが腰幅以上に開かないように注意。太ももの前面やそけい部にもストレッチを感じましょう。

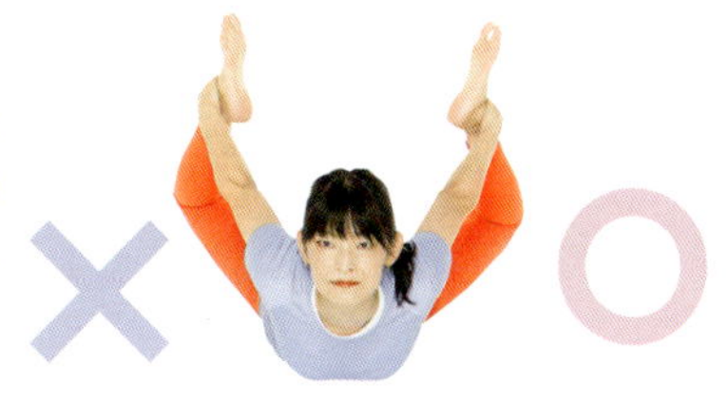

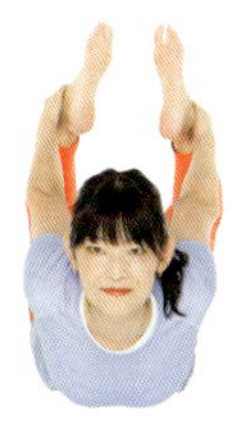

⑤ 片足前屈のポーズ

Janu Sirsana

Easy

ひざが安定しない場合は、右の太ももの下にクッションなどでサポートを入れましょう。

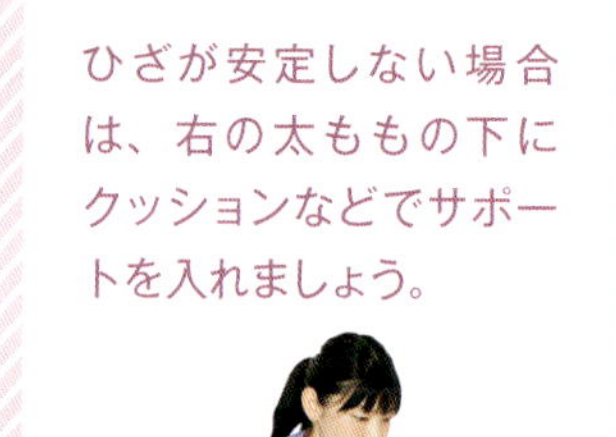

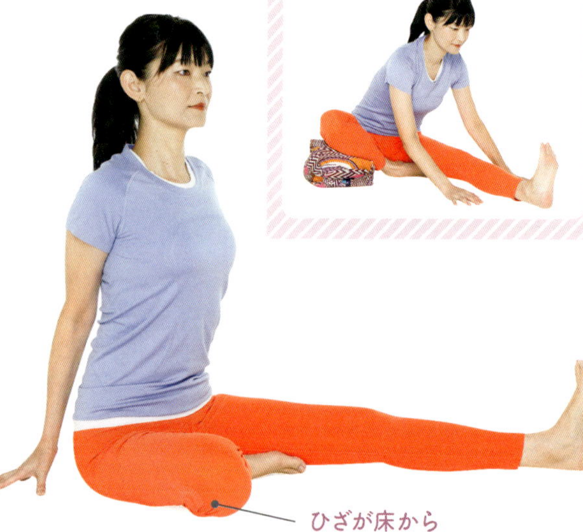

ひざが床から上がっていても OK

1

足を前に出して座り、右のひざを立てて外側に倒します。ひざが床から上がっていても OK なので、ひざを上から押さないようにしましょう。右足の裏を左の太ももの内側に当て、左ももを外から内側に回すようにしてつま先を上に向け、土台を作ります。

2

両手を後ろにつき、床を押しながら、上半身を引き上げて、胸の中心を左足のつま先の方向に少し戻します。

応援アドバイス

- 片足は前屈、もう片足は開脚、上半身はややツイストし、さらに前屈していくという多要素のポーズです。それぞれの行程を丁寧に積み上げるように行いましょう。
- 伸ばしている足のほうに傾く感じが出てきたら、太ももを内側に回すところから土台を作り直しましょう。

効果

- 股関節を柔軟に
- 足のむくみを緩和
- 気分が落ち着く

NG 背中が丸くならないように注意。背筋を伸ばし、呼吸とともに少しずつ手を前に歩かせて前屈します。太ももの後ろの伸びを感じましょう。

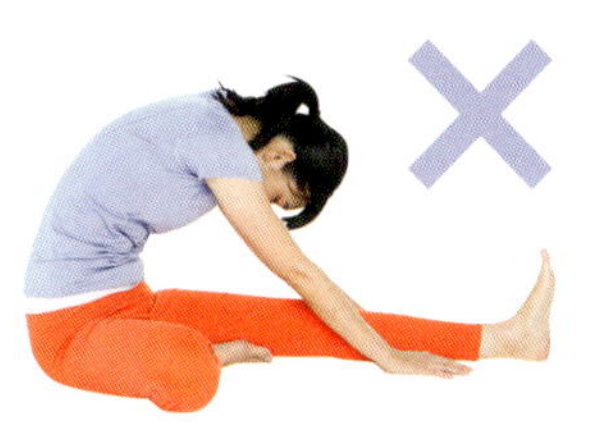

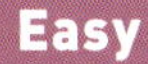

ひざを曲げて行ってもOK。骨盤を立てることを優先しましょう。

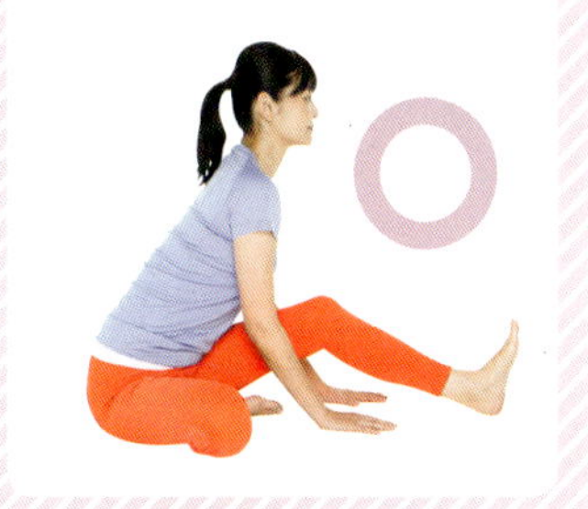

太ももを外から内側に回すイメージ

左足が外に傾かない

右のお尻が床についている

3

背筋を伸ばしたまま前屈します。手はつま先をつかもうとせずに、呼吸とともに少しずつ前に歩かせて、5呼吸キープ。弾みをつけないように、一呼吸ずつ太もも後ろが伸びてくるのを感じます。反対側も同様に。左右の感覚の違いをよく感じとりましょう。

Challenge

毎日続ければ、少しずつやわらかくなります。焦らず地道に練習を重ねましょう！

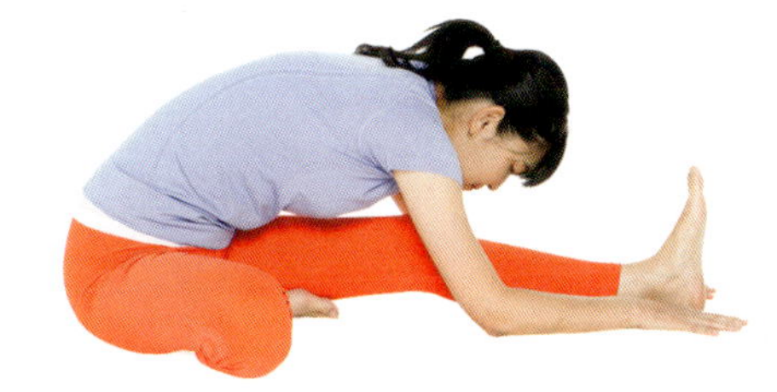

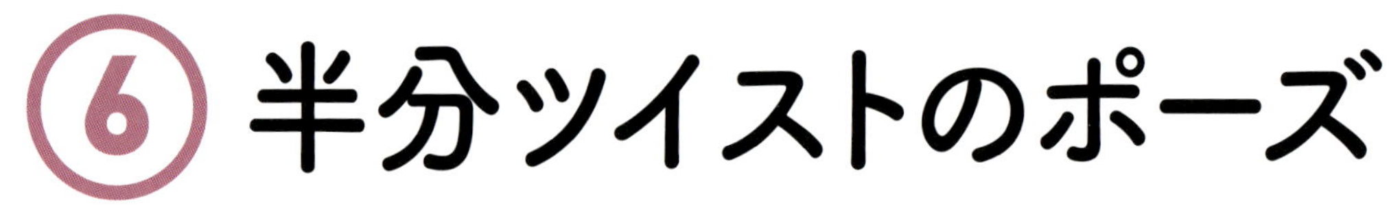

⑥ 半分ツイストのポーズ

Ardha Matsyendrasana

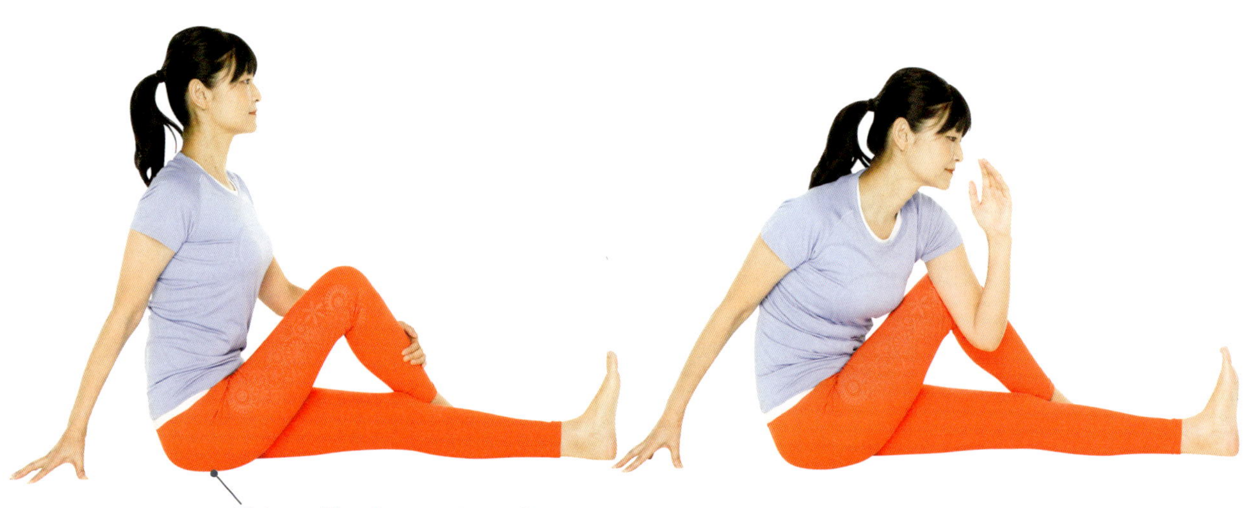

両方のお尻は床におろしておく

1

足を伸ばして座り、左足は前に伸ばしたまま、右のひざを立てて、左足を越えてクロスします。

2

右手をお尻の真後ろに置き、左手は上によく伸ばして、息を吐きながら左ひじと右ひざを深く引っかけます。

応援アドバイス

- ツイスト系のポーズは体の動きに多くの要素が含まれているので、左右の差がよくわかります。それぞれの感覚の違いをよく味わいましょう。
- キープ中に呼吸が止まらないように、吸う息で体が広がり、吐く息でポーズが深まる感覚をつかみましょう。
- ポーズから出るときもゆっくり丁寧に戻ってきてください。

効果

- 背骨、肩、首の緊張をほぐす
- ウエストの引き締め
- 呼吸がしやすくなる

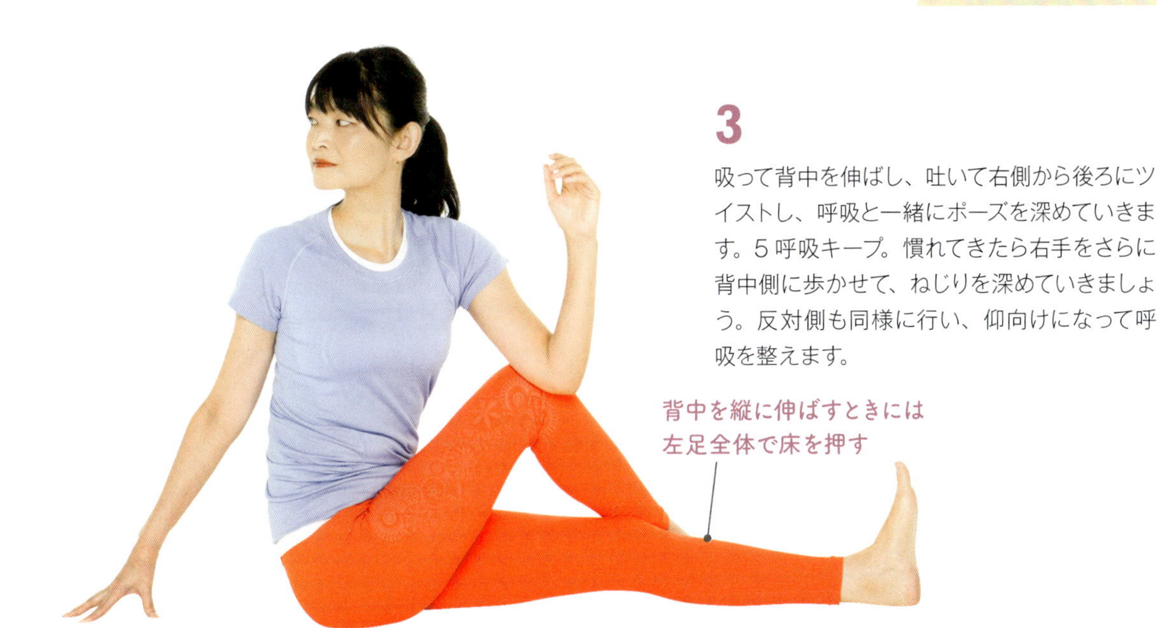

3

吸って背中を伸ばし、吐いて右側から後ろにツイストし、呼吸と一緒にポーズを深めていきます。５呼吸キープ。慣れてきたら右手をさらに背中側に歩かせて、ねじりを深めていきましょう。反対側も同様に行い、仰向けになって呼吸を整えます。

背中を縦に伸ばすときには左足全体で床を押す

Easy

左ひじが右ひざに引っかかりにくい場合は、左手で右ひざを抱えましょう。

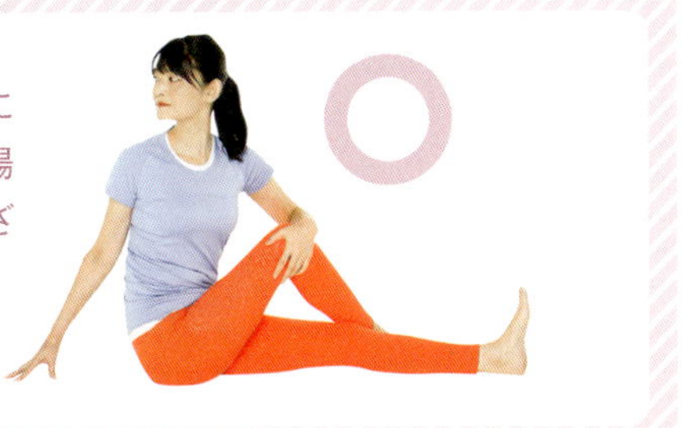

NG

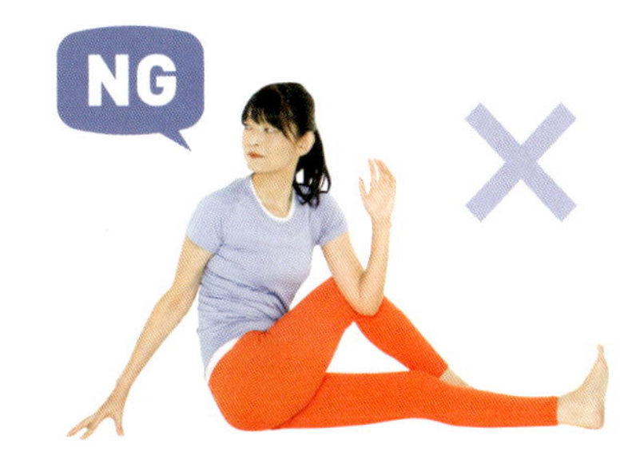

右のお尻が浮いています。両方のお尻を床におろしましょう。

片鼻調気法

Nadi Shodhana

応援アドバイス

- 呼吸と心の状態にはとても密接な関係性があります。気分が落ち着いているときには呼吸もゆったりとしていますが、不安や緊張しているときの呼吸は早く浅くなります。呼吸に意識を向けて、あえて吸ったり吐いたりする速度を落とした深い呼吸をすることで、心の状態を落ち着けます。
- 鼻呼吸は嗅覚を通じて「プラーナ」と呼ばれる生命エネルギーを取り込むので、前向きな心を育てることにもつながります。
  右の鼻からのプラーナの取り入れは太陽のエネルギーに、左の鼻からは月のエネルギーに関係していて、両方のエネルギーがバランスよく作用していることが大切です。
- 片鼻を閉じながら、片鼻ずつそれぞれ同じ長さでの呼吸をゆったりとする片鼻調気法で、心身のバランスを整えていきましょう。瞑想の前に行うのもおすすめです。

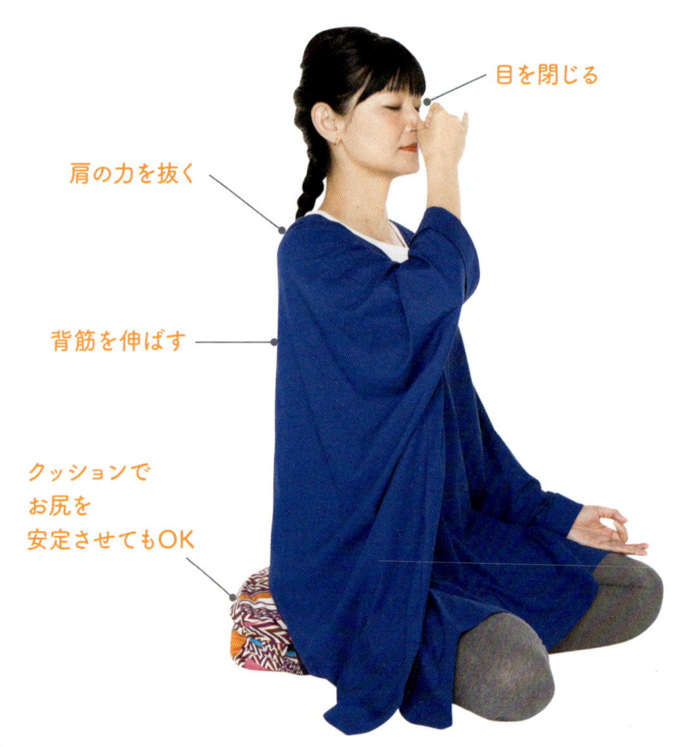
目を閉じる
肩の力を抜く
背筋を伸ばす
クッションで
お尻を
安定させてもOK

Easy

ひざが痛い方は椅子に座りながら行ってもOKです。

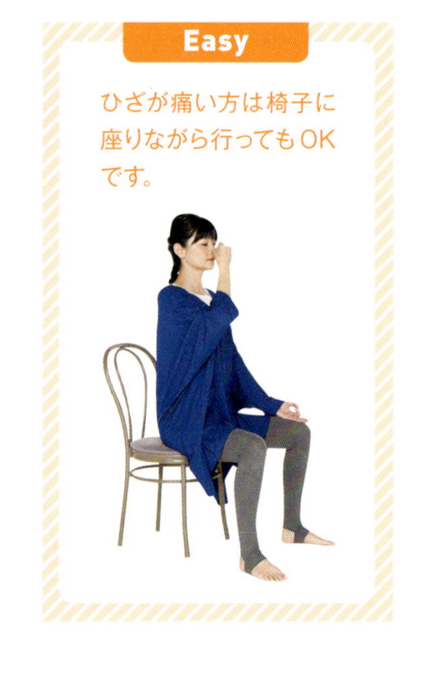

効果

- 心身を落ち着ける
- 前向きな気持ちになる
- エネルギーのバランスを整える

1 マットの上に足を組んで座ります。足を組んだときにひざが床から高く上がったり、股関節や腰に負担がかかる場合はクッションなどを使って、お尻の位置を高くします。腰の下のほうから背筋を伸ばします。

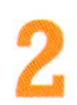

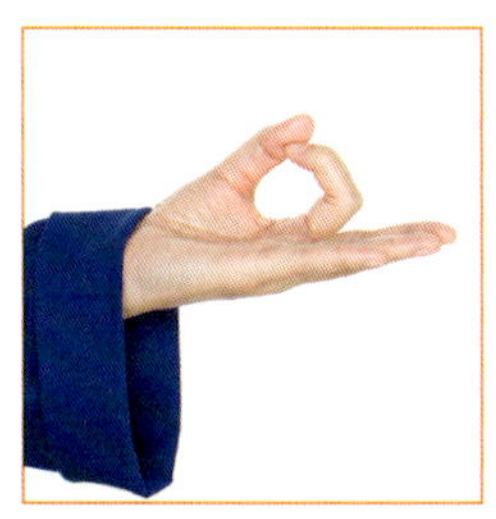

左手の人さし指を丸めてその上から親指をのせて、輪っかにして「チンムドラー」を作ります。そのまま手のひらを上向きにしてひざの上に置きます。

3

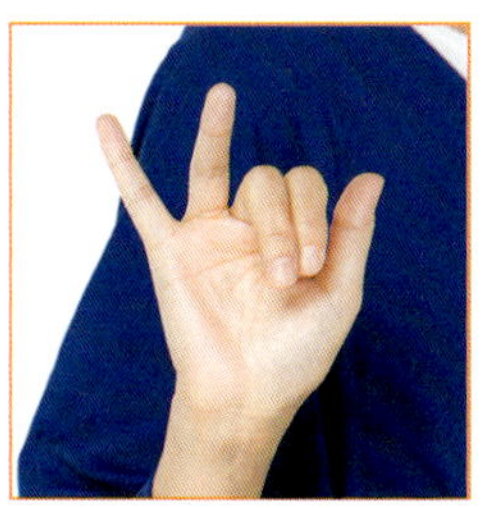

右手は人さし指と中指を中に丸め込んで「ヴィッシュヌムドラー」を作り、ひざの上に置いて用意をしておきます。

4 目と口を閉じて、両鼻からのゆったりとした呼吸を２～３回繰り返します。

5

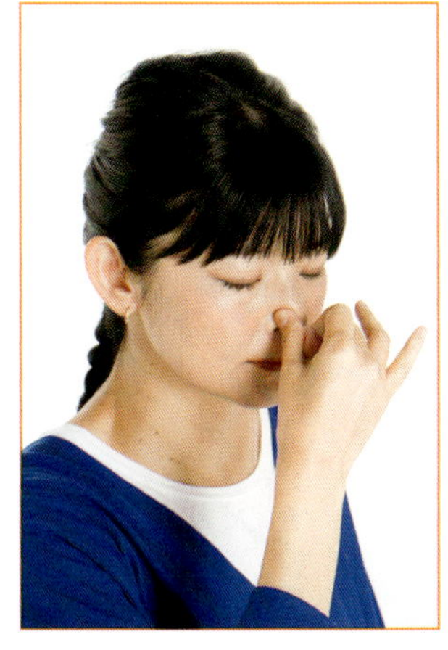

右手の親指で右の鼻を閉じて、左鼻からゆっくり吸います。

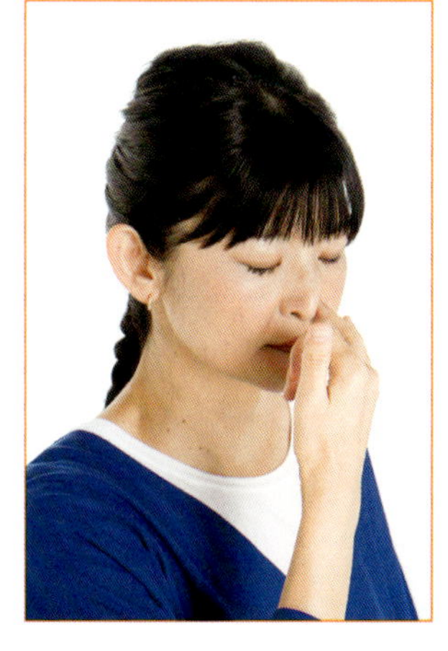

左の鼻を薬指で閉じながら、右の鼻からゆっくり吐きます。そのまま右の鼻からゆっくり吸います。

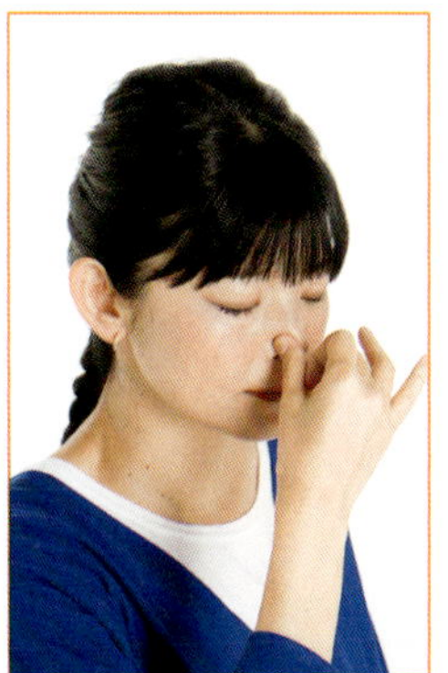

右の鼻を親指で閉じながら、左の鼻からゆっくり吐きます。**5**～**7**を10ラウンド繰り返します。

8 最後のラウンドで左鼻から吐いたあとに右手をおろして、ゆっくりと自然な呼吸に戻します。このあと、瞑想をする方は続けて進んでください。

瞑想

Meditation

応援アドバイス

- 普段、私たちの意識は何かを見たり、聞いたりと、外側に向いています。活動的な時間が長いほど、時にはひとところに留まり、目を閉じて、自分の内側に意識を向ける静かな時間を作りたいものです。
- 「今日の私はどんな感じ？」と自分に問いかけながら、今の自分自身と向き合いましょう。良いとか悪いとか判断せずに、「ああ、今こんな感じなのね。こんなことを思っているのね」とありのままを見ます。そして自分自身のよき理解者になりましょう。
- ポーズや呼吸法に続けて瞑想の練習をすると、意識を内側に向けやすくなります。静かな時間を作ることで、本来の自分の持てる力を発揮しやすくなることでしょう。

〜瞑想の手順〜

1 足をラクに組みます。両手の人さし指を丸めて、その上から親指で閉じて輪っかにした「チンムドラー」を作り、手のひらを上に向けたまま、ひざの上に置きます。

2 腰の下のほうから、背筋を軽く引き上げて、肩の力を抜きます。

3 目を閉じて、意識を自分の内側に向けます。

4 そのときの自然な呼吸を意識して、もし呼吸が早いと感じるようなら、しばらく意識的に少し長めの呼吸を続けます。そしてだんだんと自然な呼吸に戻していきます。

5 頭にさまざまな思いが浮かんできても、無理に消し去ろうとせずに、一度しっかり見ます。良いとか悪いとか判断をせずに、第三者となってその思いをありのままに見ましょう。そして見終わったら、思い切って手放します。見ては、手放す、見ては、手放すという作業を繰り返します。もしこの作業が忙しくなってしまった場合には、鼻からのゆったりした呼吸を思い出しましょう。

6 3分程度、しばらく静かな時間を過ごします。

7 体全体で呼吸を感じ始めます。目を閉じたまま、手がひざの上にある感覚から戻していきます。指先や手首、ひじの関節を動かしたりしながら、腕全体の感覚を戻します。

8 最後にゆっくりとまばたきをしながら、少しずつ目を開けます。

9 手を胸の前で合わせます。自分自身に、身近な人達に、そしてすべての存在に感謝と思いやりが持てますように。ナマステ。

効果

- 心身のリラックス
- ストレスの緩和
- 前向きな気持ちになる
- 集中力が高まる

Easy

背中が丸くなるようなら、クッションをお尻の下に入れます。ひざが痛い方は椅子に座って行いましょう。

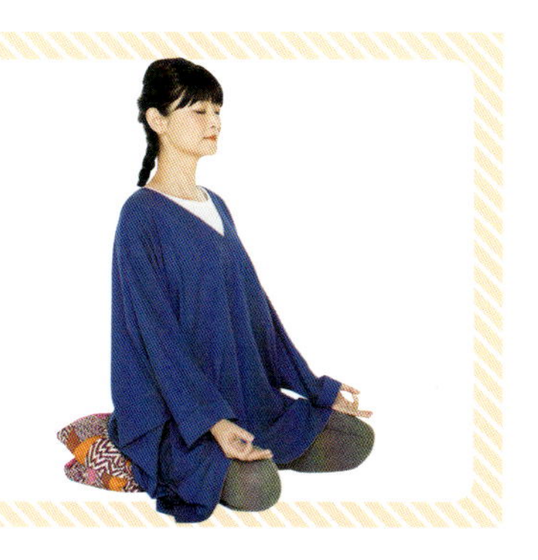

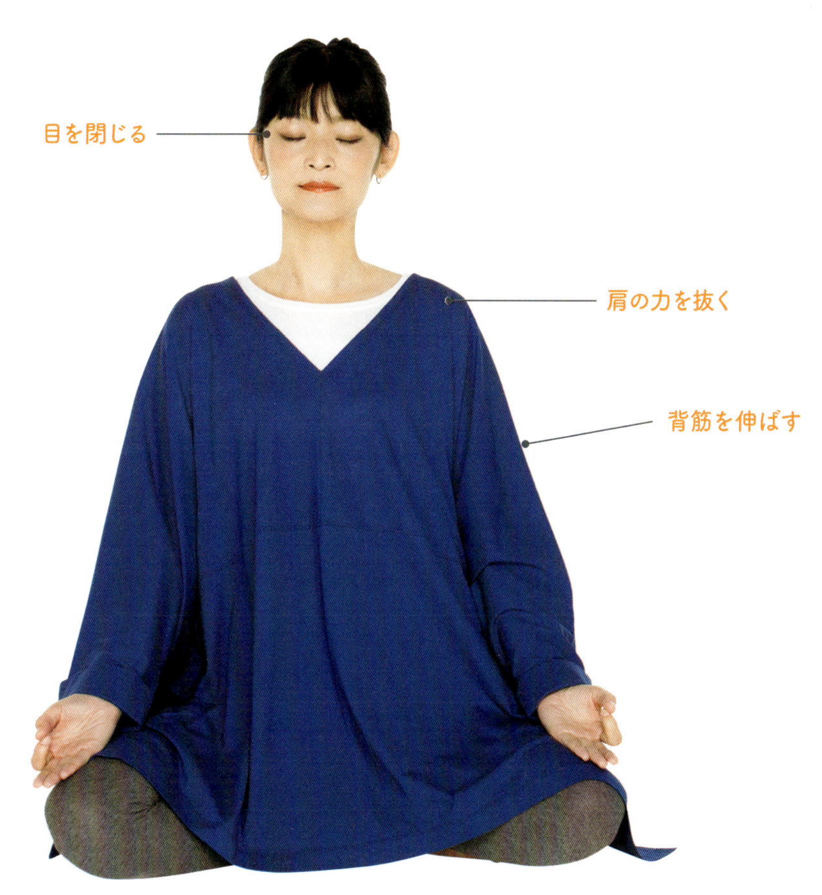

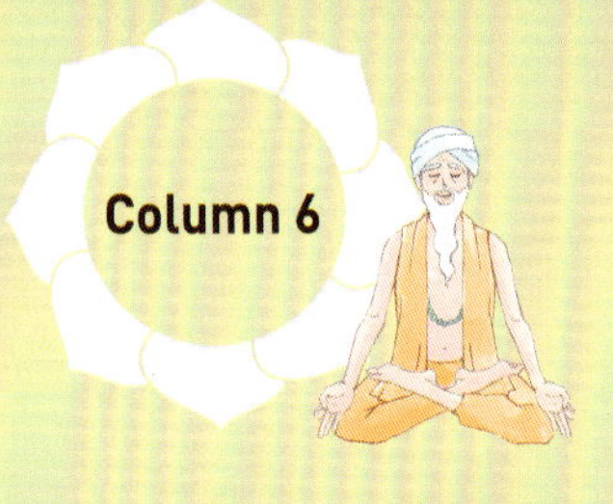

聖者からのおしえ ～自分と向き合うヒント～

3つの体の性質	水のエネルギー Kapha（カパ）

ヨガの練習にも適度なチャレンジを!

アーユルヴェーダの3つの体の性質の3つ目は、水のエネルギー、「カパ」です。カパの主な働きは「安定、結合」で、しっかりと体が形成され、健康を維持しているのは、このカパの働きによるものです。

食べすぎや寝すぎ、運動不足などによってカパが増えすぎると、代謝が落ち、むくみや鈍重感、倦怠感となって現れます。動きすぎも疲れますが、逆に動かないと、体は硬く重くなるので疲れにつながります。体に疲れを感じると、やる気を失い、暗い気持ちにもなりやすいですね。今の体の硬さや疲れは、動きすぎのせいなのか、または動いてないからなのかを考えてみてください。

カパがよく働き続けられるように、ヨガのポーズの練習をしっかりしましょう。ちょっと苦手なポーズにも、無理のない範囲で少しずつチャレンジしてみてください。適度なチャレンジがあると、体だけでなく心の重さもスッキリしてきます。

冬の間、引きこもってあまり動かない日々が続くと、カパの影響を受けやすい呼吸器に問題が出ることも。特に花粉症の方は冬のうちからよく運動をしておくと、症状の緩和が期待できます。ヨガのポーズの練習に加えて、呼吸法（p.76-77）で鼻の通りをしっかりと確保しておくこともいいです。

電車を使う方はあえて階段を利用したり、車での移動や家に閉じこもる日が続いたら、近所を散歩するのもいいですね。今まで行ったことのない場所への外出もおすすめです。新しい発見や刺激を受けることによって、カパの重さが払拭され、体も心も軽くなるでしょう。

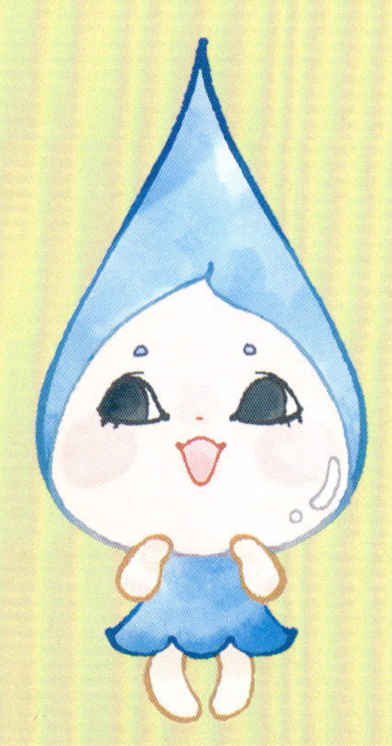

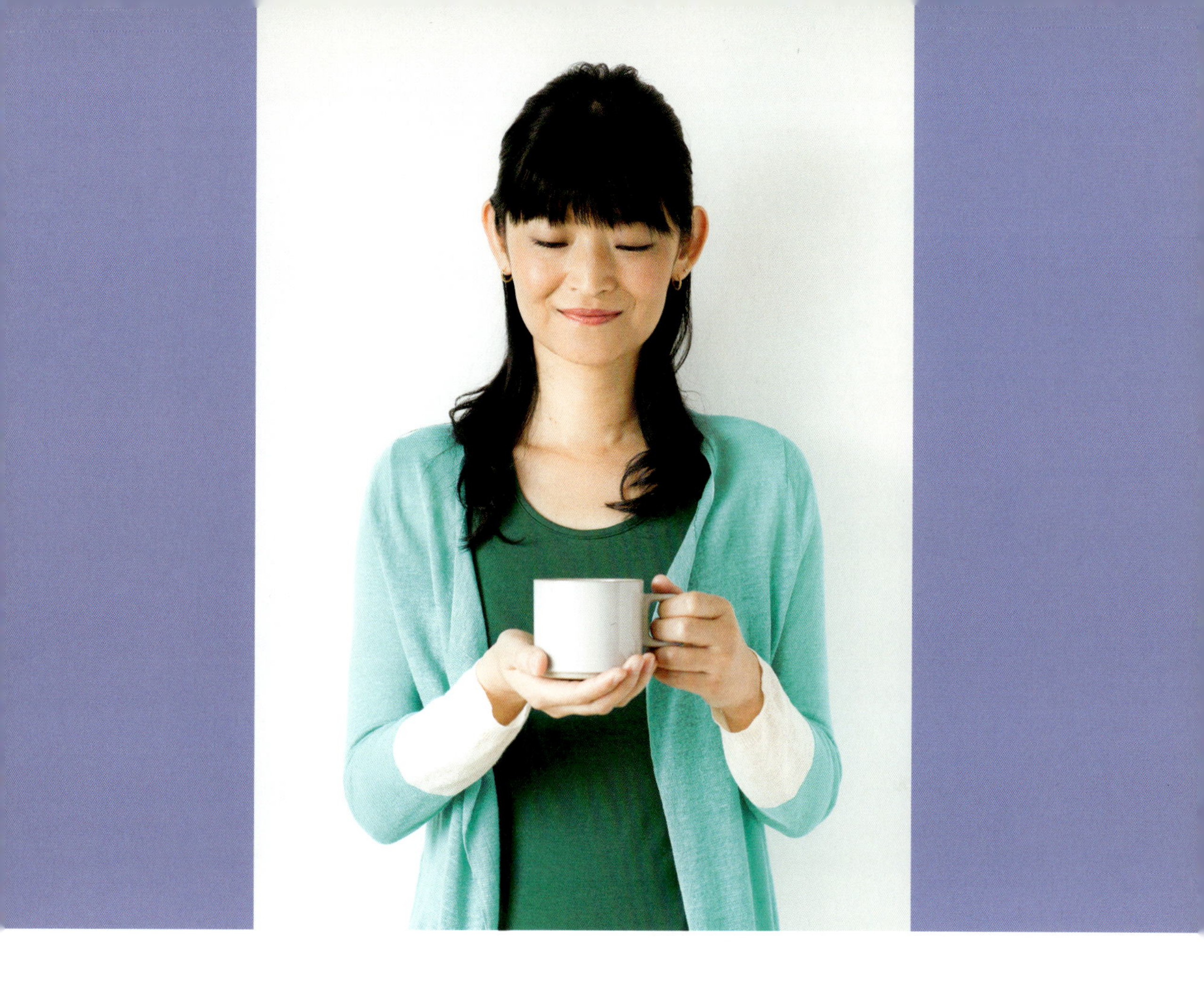

Ayurvedic Lifestyle

アーユルヴェーダ的生活のススメ

よく眠れていますか？ ごはんはおいしく食べられますか？ 排泄はスムーズですか？
起きてから寝るまで、なにげなく過ごしている日常生活に意識を向けてみましょう。
ヨガの練習に加えて、一日の過ごし方や食事の摂り方を工夫することによって、
生活のクオリティを上げる方法を、ヨガと姉妹関係にある「アーユルヴェーダ」から
紹介します。今の自分に合った、取り組みやすいものから実践してみましょう！

おうちで簡単!

アーユルヴェーダ的オイルマッサージ

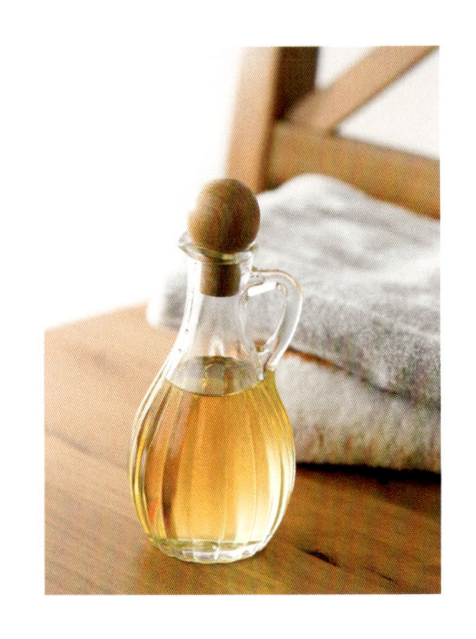

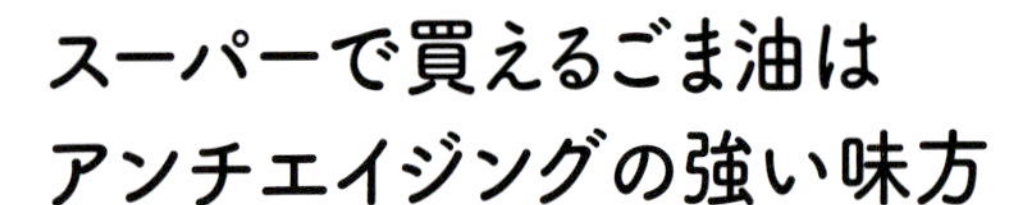

スーパーで買えるごま油は アンチエイジングの強い味方

アーユルヴェーダと聞いて、多くの人がまず思い浮かべるのがオイルマッサージではないでしょうか。専門の施設では、症状に合わせたハーブなどを調合した薬用オイルが用いられますが、自分でマッサージするときはごま油を使います。

ほとんどの薬用オイルのベースとしても使われているごま油は体を温め、皮膚になじみやすいのが特徴。冷えや乾燥を防ぎ、筋肉や関節のこわばりを防いでくれます。また、さまざまなオイルの中でも特に抗酸化作用に優れ、一度熱処理をすることでさらにアンチエイジングの効果が高まるので、老化防止の強い味方に！

近所のスーパーで手軽に購入できるのも魅力のひとつです。ごま油と聞くと、中華料理の香ばしい匂いを想像するかもしれませんが、あれは「焙煎ごま油」。今回マッサージで使う「太白ごま油」は無色透明で、ほとんど匂いもないのでご安心を！

オイル自体が効果を発揮するので特別な手技は不要です。とにかくたっぷりオイルを塗ればいいのですが、ここでは私が普段やっている方法をご紹介します。マッサージ後、15分ほど置いてオイルを浸透させたあと、体を温めて発汗させることで、さらに効果が高まります。時間がないときは頭→耳→足の3点をマッサージするショートコースがおすすめです。

ごま油の下準備

❶ごま油をステンレス製の鍋に移して、弱火で加熱します。
❷100度になったらすぐに火を止めます。
❸自然に冷めるのを待って、もとの容器に戻します。

基本のマッサージ法

❶熱処理したごま油をたっぷりと手に取って、肌にすり込みます。
❷15分程度そのまま待って浸透させます。
❸温かいシャワーか入浴で発汗させて、洗い流します。髪の毛はシャンプーしてOKですが、乾燥肌の方はなるべく顔と体はお湯だけで流すことをおすすめします。

*月経中、妊娠中、発熱時、食後、飲酒時、炎症があるときは控えましょう。
*ピアスなどのアクセサリー、コンタクトレンズを外して行いましょう。

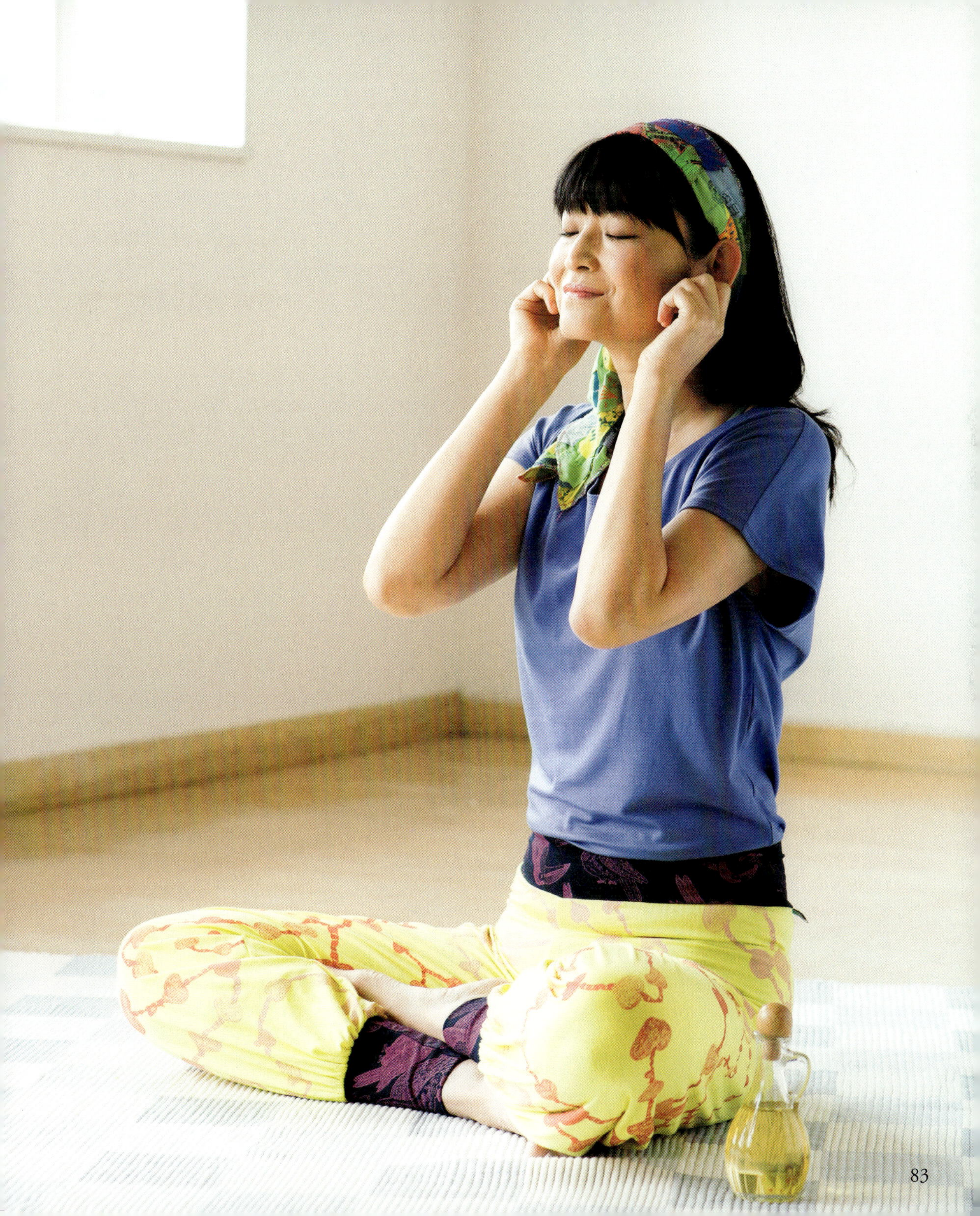

1 頭のマッサージ

- 頭痛の緩和
- 髪にコシが出る
- 心身のリラックス

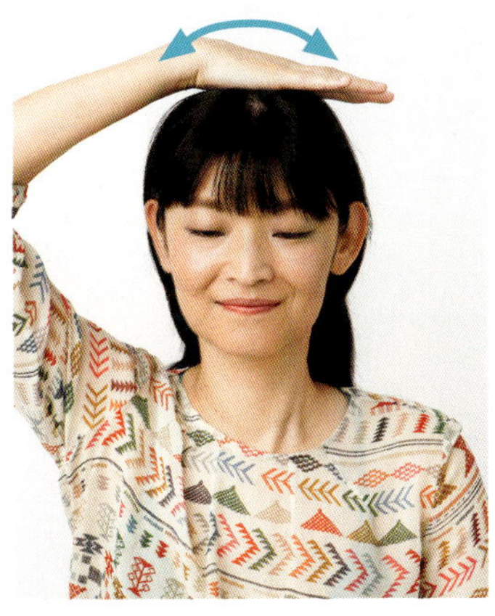

1. オイルを手に取り、両手のひらをこすり合わせます。なるべく頭皮にオイルがつくように頭頂にすり込みます。

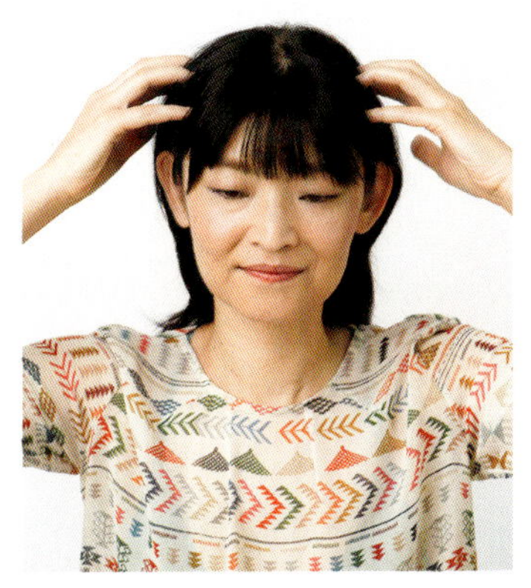

2. 頭頂から耳のあたりに向かってもみながらおろしていきます。

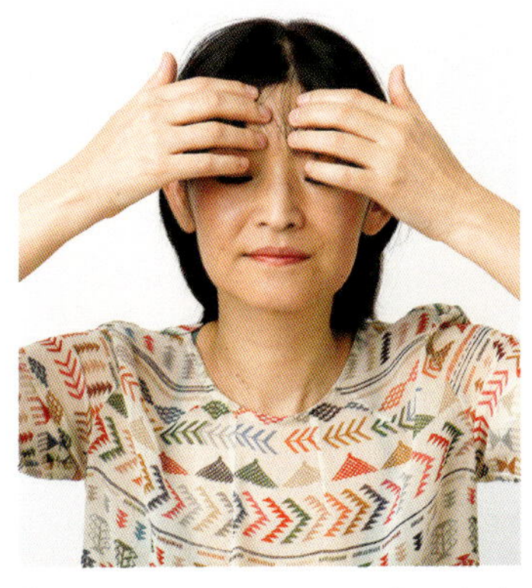

3. おでこの中心に人さし指から小指の4本の指を置きます。

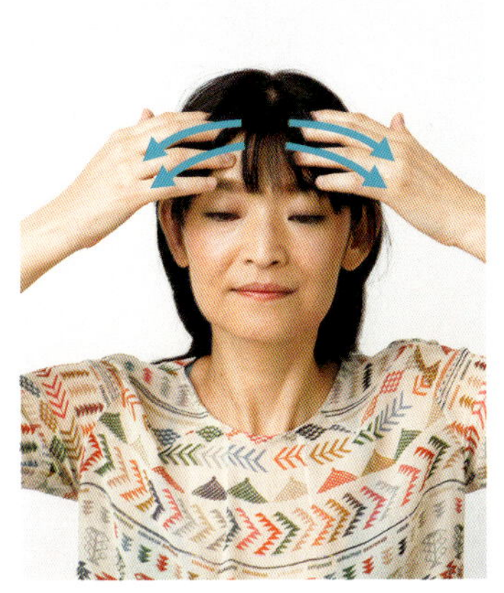

4. 3の位置から4本の指でおでこを押しながら、こめかみに向かって横にスライドさせます。

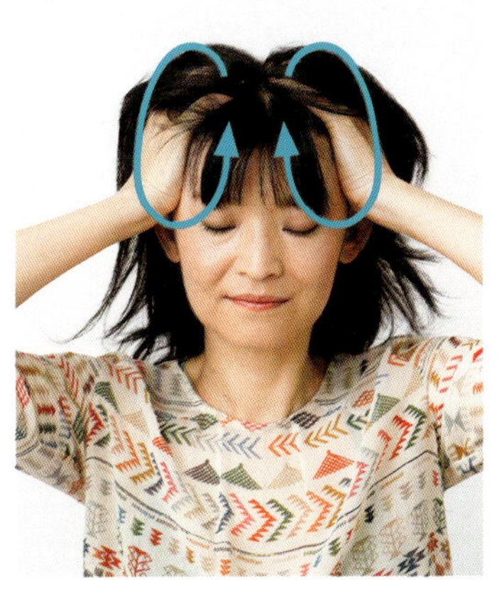

5. 頭の両サイドを手のひらではさんで、大きく円を描くようにもみます。

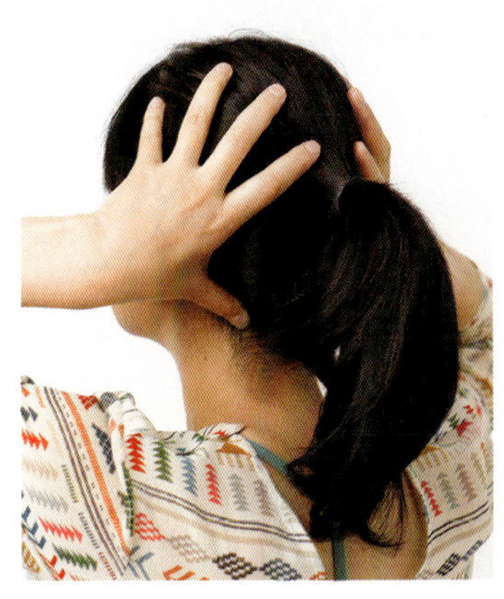

6. 後頭部の髪の生えぎわのくぼんだ部分を両手の親指で押します。

2 耳のマッサージ

- 顔の緊張をとる
- 表情が豊かになる
- ストレスの緩和

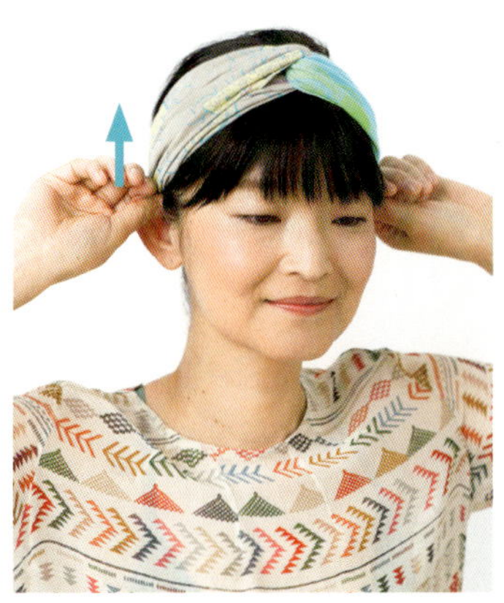

1. 外耳の上部を親指と人さし指でつまんで、親指を真上に滑らせながらもみます。

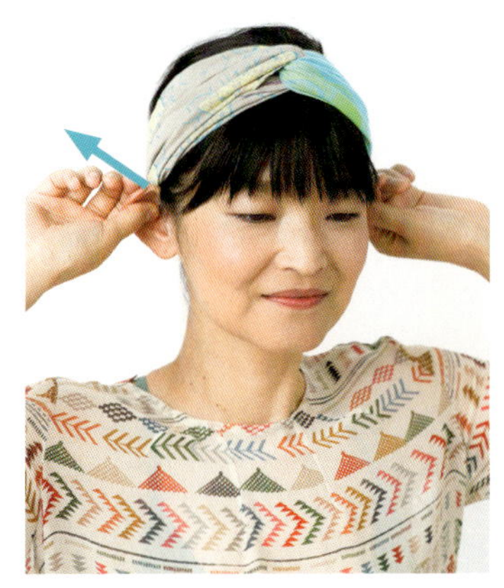

2. 外耳の斜め上部を親指と人さし指でつまんで、親指を斜め上に滑らせながらもみます。

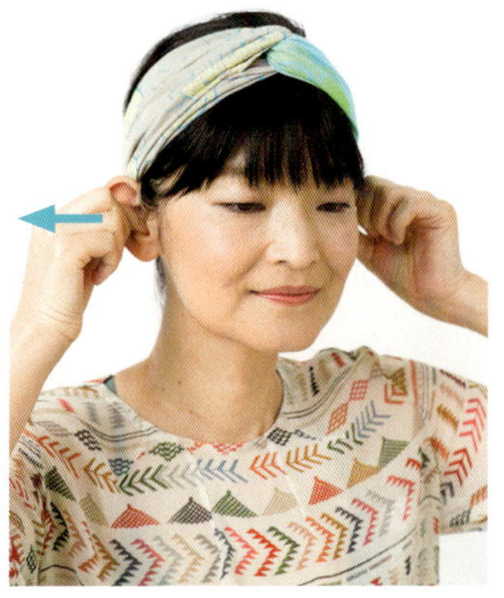

3. 外耳の中ほどを人さし指と親指でつまんで、人さし指を外側へ真横に滑らせながらもみます。

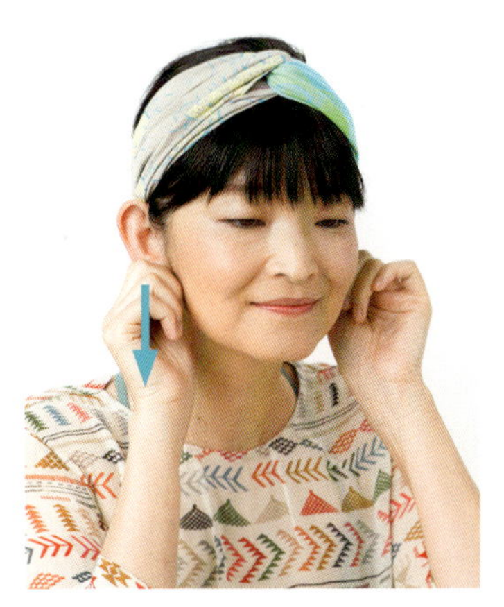

4. 耳たぶを親指と人さし指でつまんで、下に引きます。

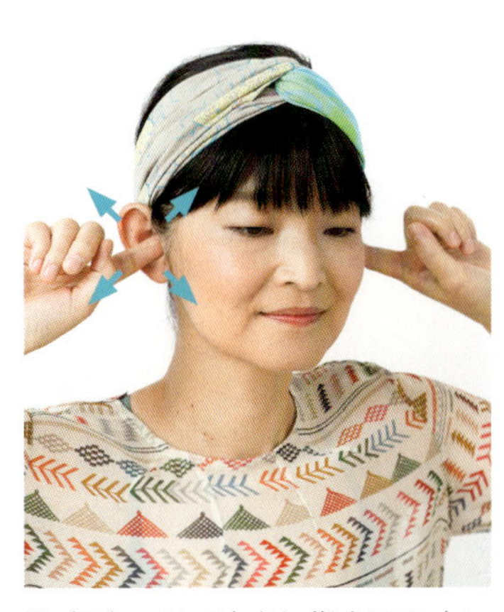

5. 気をつけて人さし指を耳の穴に入れて、内側の壁をさまざまな方向に押します。

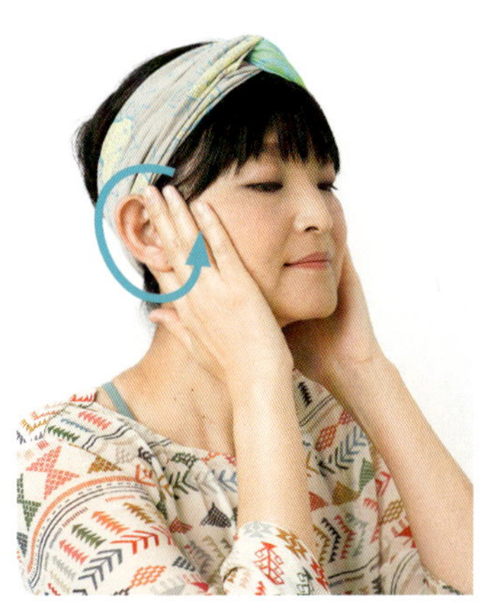

6. 耳の下から人さし指と中指ではさみ、回しながらほぐします。

3 顔のマッサージ

- 顔の乾燥、しわの防止
- 肌のくすみをとる
- 表情を豊かにする

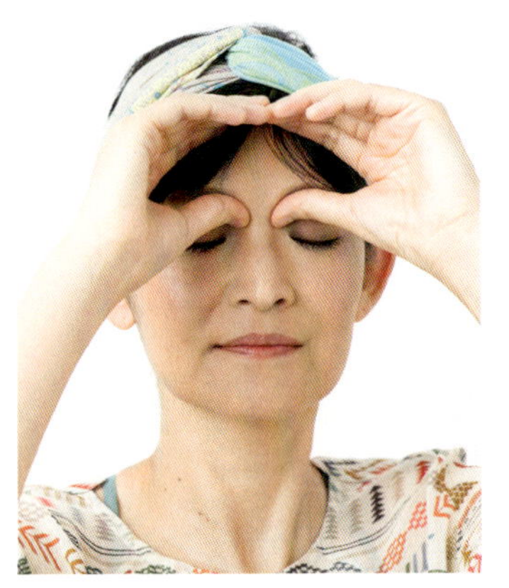

1. 親指で眉間と目頭の間を押します。

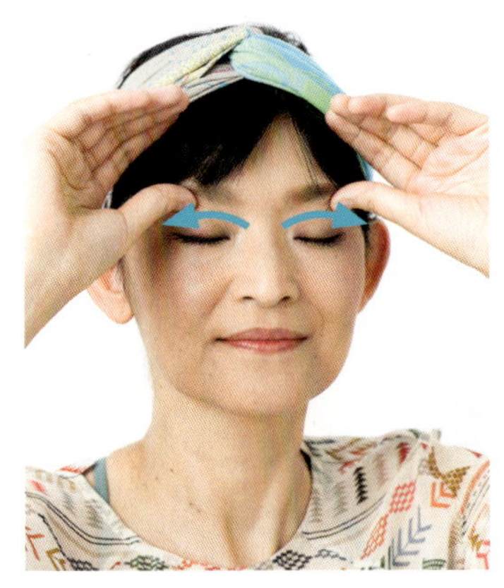

2. 1の位置から眉毛の下を通って目尻のほうへスライドさせます。

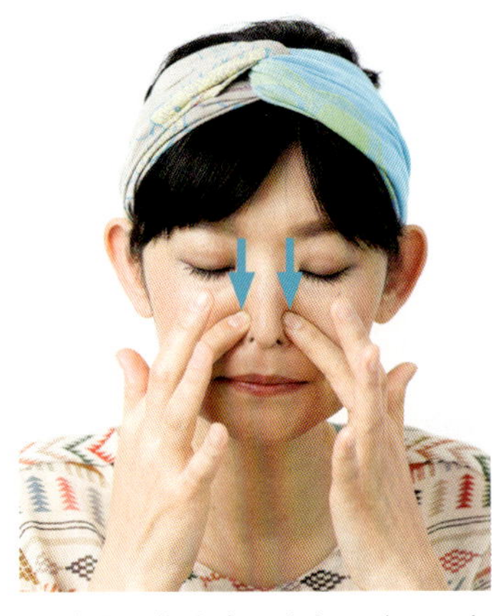

3. 人さし指を鼻の上部に当て、鼻の脇を通って滑らせ、小鼻に落ち着けます。

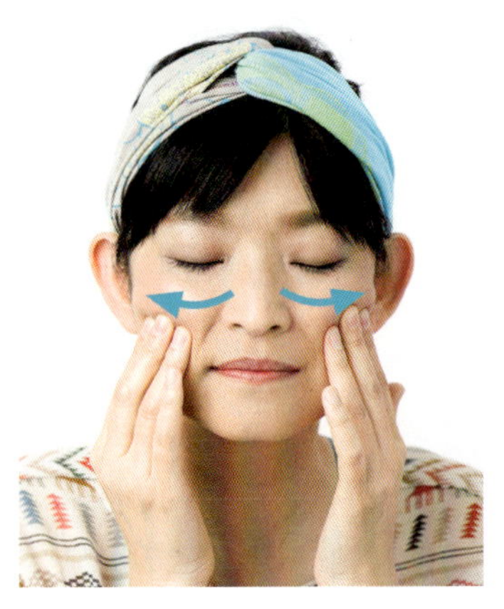

4. 人さし指から薬指の3本の指を小鼻からほお骨に向かって滑らせます。

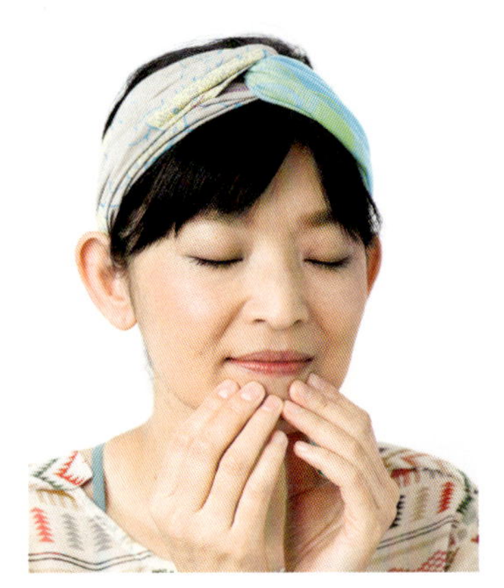

5. 両手であごをつまみます。

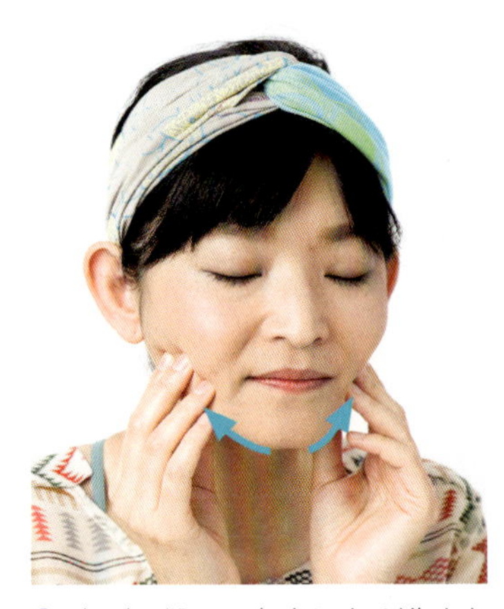

6. あごに沿って左右にもみ進めます。

4 首〜肩のマッサージ

- 肩と首のこりをほぐす
- 顔のむくみを改善
- 頭がスッキリする

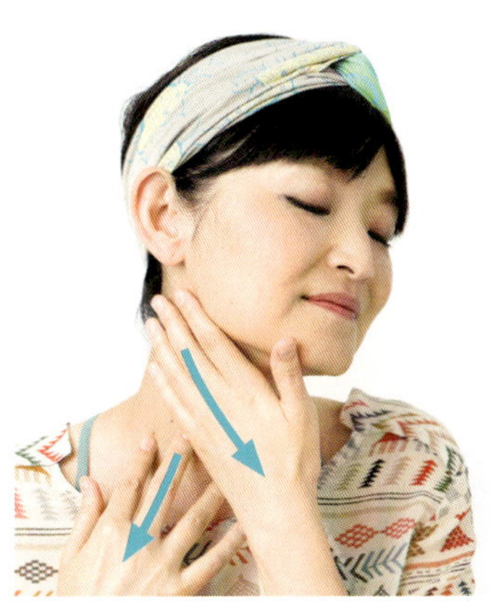

1. 右耳の下から鎖骨まで首の右側をなでおろします。

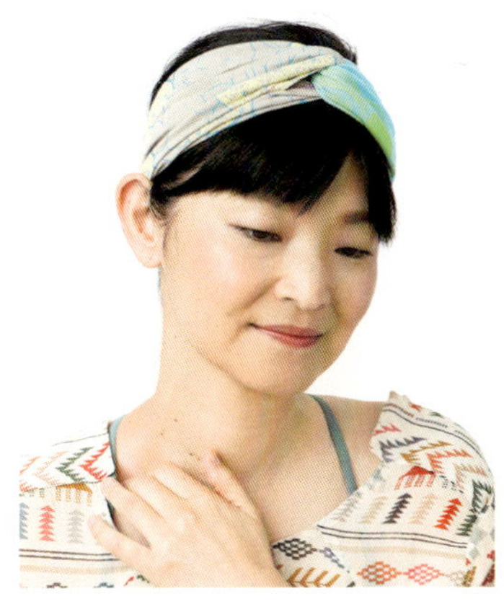

2. 1で鎖骨までなでおろしたら、人さし指と中指で鎖骨の上のくぼみを押します。1〜2の動作を反対側も同様に行います。

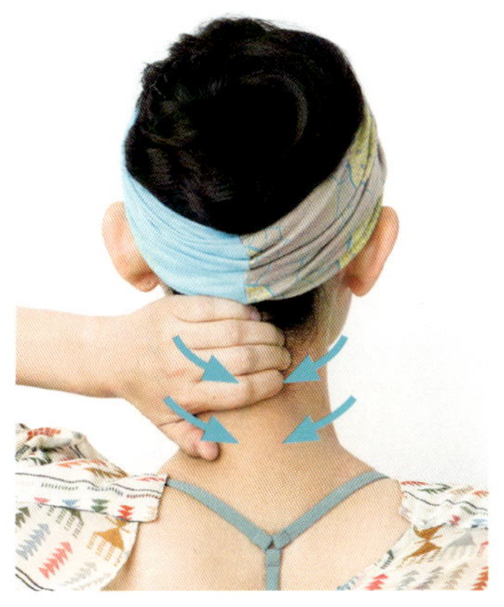

3. 左手で首の後ろをつかんでほぐします。右手でも同様に行います。

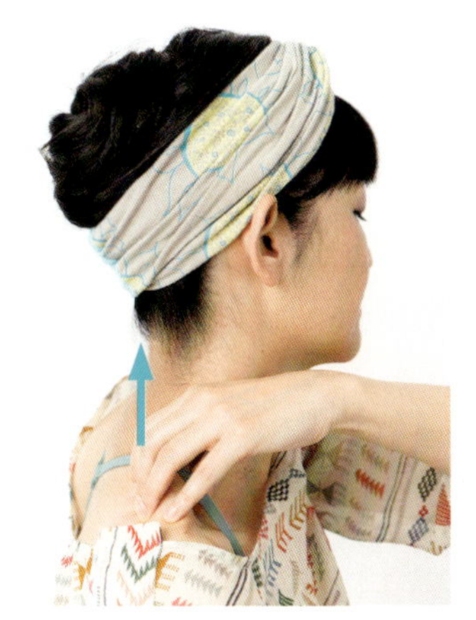

4. 左手で右肩をつまみ上げます。

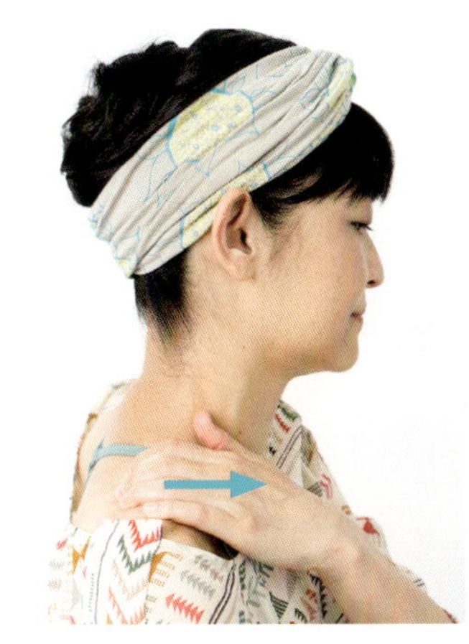

5. 4の状態から、人さし指から小指までの4本の指で前に向かって押します。4〜5の動作を反対側も同様に行います。

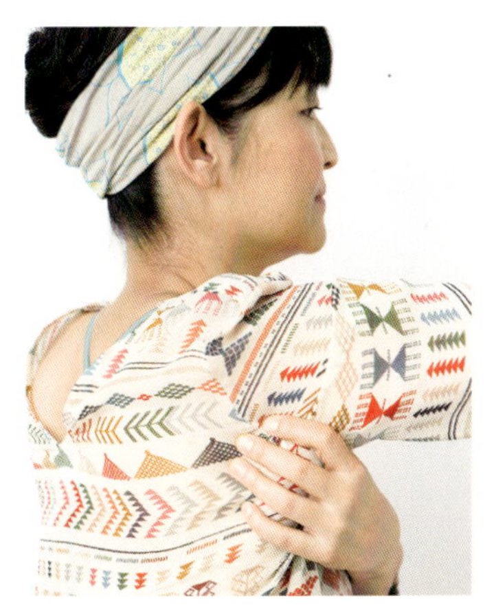

6. 左手の親指を右脇の下に当て、腕の付け根の後ろ側をつかんでもみほぐします。反対側も同様に行います。

5 足のマッサージ

- 足のむくみを改善
- 足の疲れをとる
- 目や頭をスッキリ

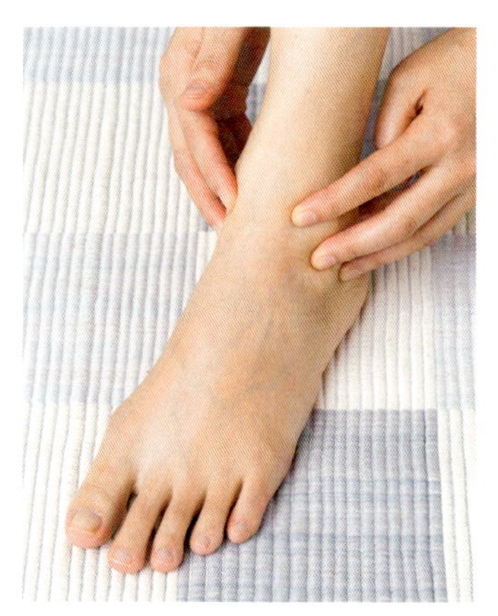

1. くるぶしのまわりを押します。

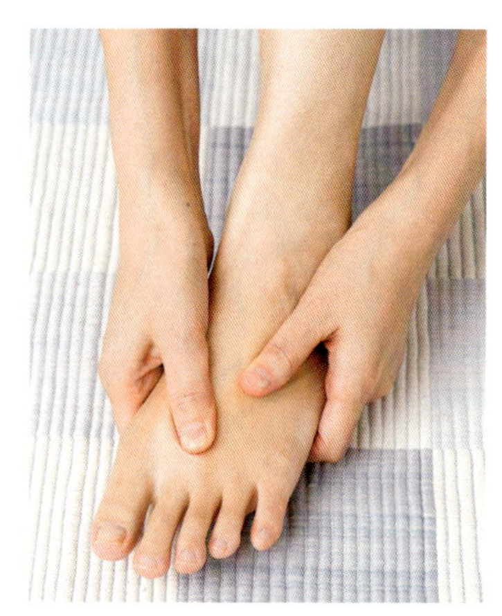

2. 足の甲を手の親指でもみほぐします。

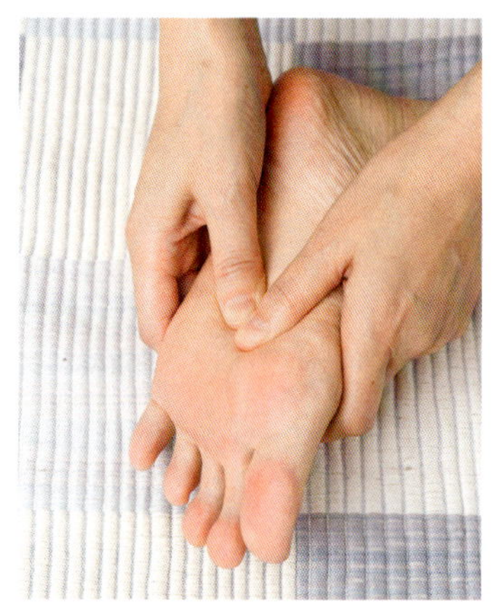

3. 足の裏を手の親指でもみほぐします。

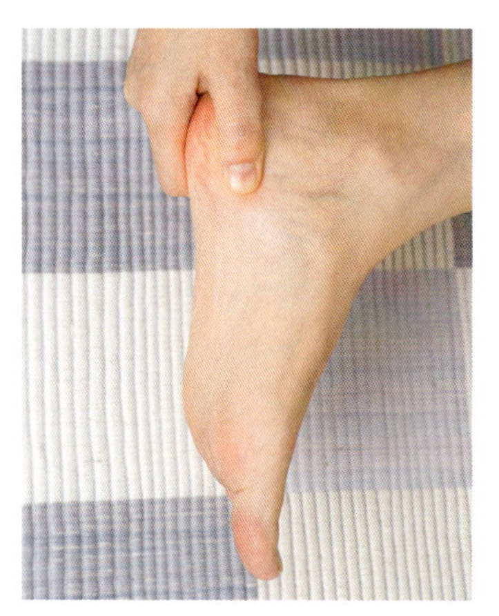

4. 手の親指と人さし指でかかとをつかんで、もみほぐします。

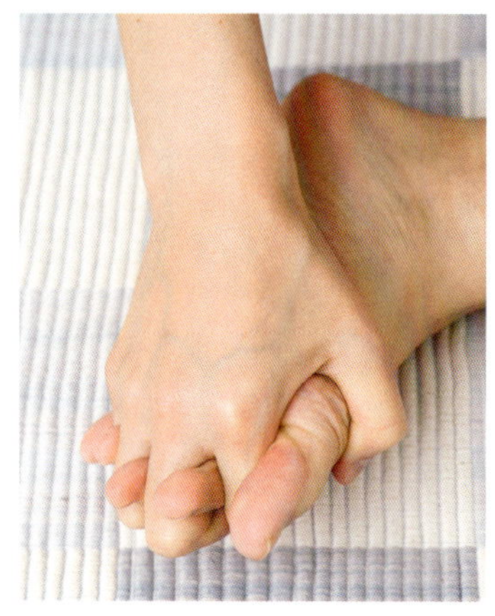

5. 手と足の指で握手をするように、握りながらほぐします。

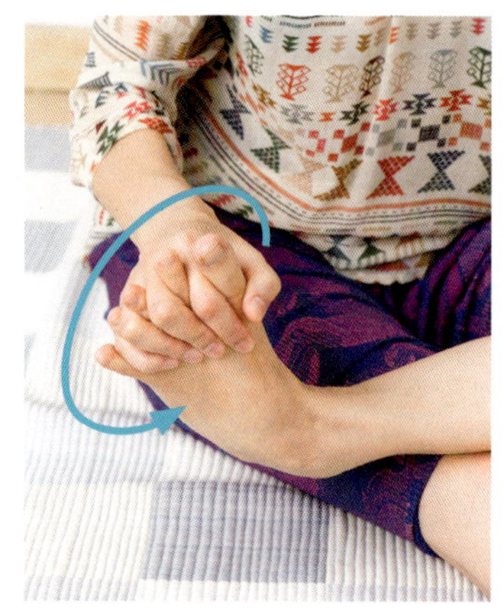

6. 握手をしたまま大きく足首を回し、反対回りも行います。**1〜6**の動作を反対側の足も同様に行います。

毎日が楽しくなる!

今日から始める アーユル生活

アーユルヴェーダには、
朝起きてから寝るまでの一日の中で、
気軽にトライできる生活の知恵がたくさん。
今までなにげなく続けてきた生活習慣を
少しだけ変えてみませんか?
心も体も元気でハッピーになれるはず!

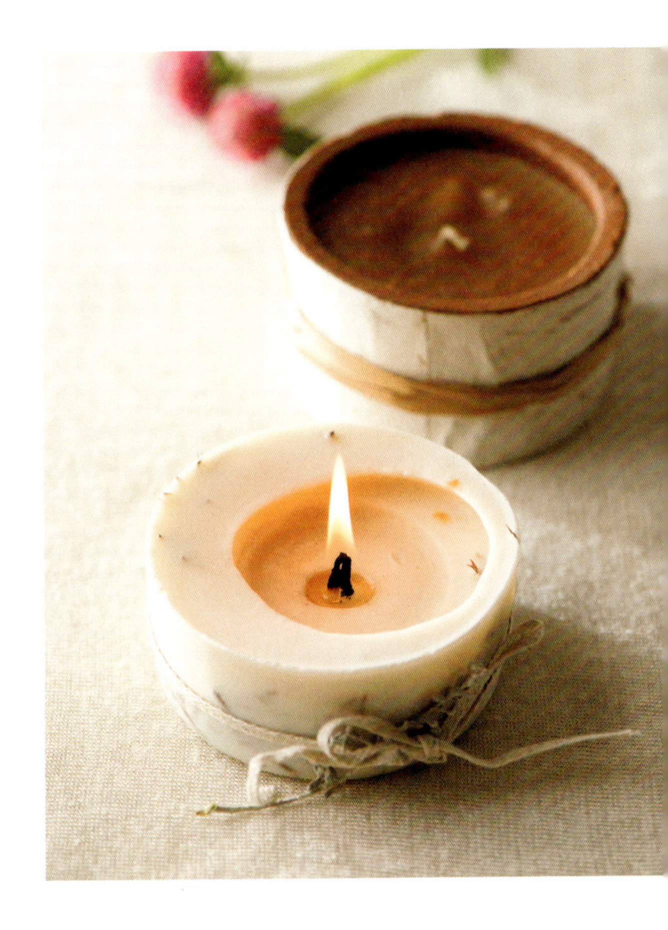

ヨガは心の学問 アーユルヴェーダは体の学問

ヨガと同様、アーユルヴェーダの起源は古代インド。「アーユス=生命、長寿」と「ヴェーダ=真理、知識」という2つの単語から成り立っていて、アーユルヴェーダは「長寿科学、生命科学」といわれています。

ヨガを「心の学問」とすると、アーユルヴェーダは「体の学問」です。その昔、生活習慣の乱れによって病気が流行し、人々は聖者に助けを求めました。聖者たちはヨガの鍛錬によって、心身ともに高い意識状態を保ち、さまざまな知識を持っていたので、思いやりの気持ちから、病気に苦しむ人々を助けました。こうして長い年月をかけてアーユルヴェーダは体系化され、広く普及したといわれています。また、世界のさまざまな医学へ大きな影響を与えたことから、母なる医学ともいわれています。

アーユルヴェーダの目的は、病気や不調を治療するだけでなく、健康増進をはかり、元気に長生きしていくことで、そのための智慧が満載です。自然界のリズムを理解し、自分の体質や年齢、住んでいる環境、仕事、季節などに合った生活をバランスよく実践することで、日常生活のクオリティを上げ、前向きな人生を送ることができます。今日からできるアーユルヴェーダの実践方法を紹介しましょう。

～一日のはじめに～
朝シャワーとヨガで気分を上げる

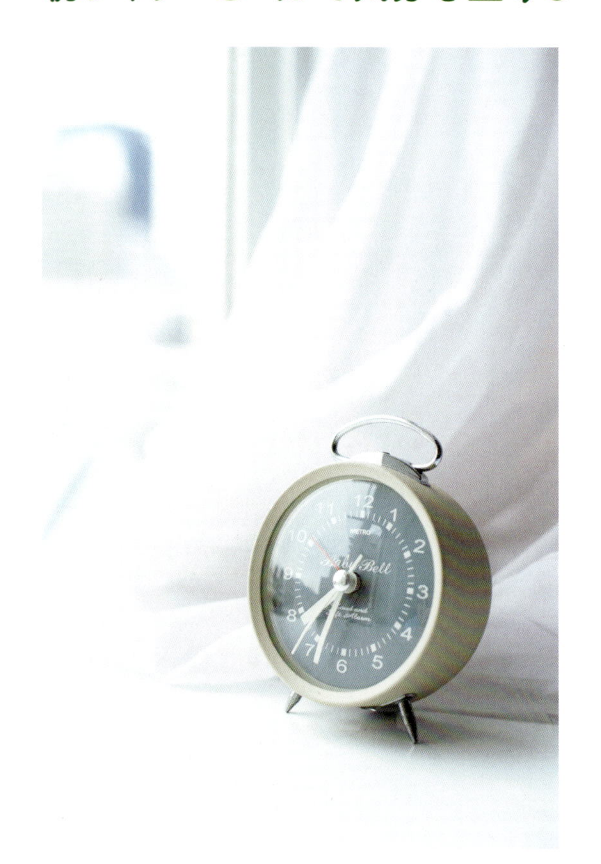

「早起きは三文の徳」というように、アーユルヴェーダでも早起きをすすめています。実は時間によって、起きやすい時間帯、起きにくい時間帯があります。午前２～６時ごろは「ヴァータ」(p.52) という風のエネルギーが高く、この時間帯に起きると、スッキリと目覚めやすく、快適な一日をスタートできます。

その後、午前６～10時ごろには、重く停滞しやすい特性を持つ「カパ」(p.80) という水のエネルギーが高くなるので、いくら頑張って起きようとしても、体が重く感じられ、起きにくいのです。

可能な方はなるべく６時前後に起きることをおすすめします。難しい場合は平日も休日も起きる時間を同じにして、寝起きのリズムを整えましょう。起きる時間が決まると、食事や排泄の時間もだいたい同じ時間になって、生活のリズムができます。

精神的に不安定なとき、落ち込んだときにも早起きは効果的です。夜更かしをすると、つい余計なことを考えてしまいますが、早く寝て自分に「闇」の時間を与えないようにしましょう。

朝起きたらまずシャワーを浴びると、気分がスッキリして気持ちの切り替えになります。少なくともシャワーを浴びて、前より気分がどんよりしたという人はいませんよね？

朝シャワーには、血行を促進し、食欲や意欲を増し、精神性を高め、長寿にもつながるなど、たくさんのメリットがあるといわれています。目覚めがスッキリしない朝には、少し熱めのシャワーを首の後ろから背骨にかけて浴びると、体も気分も温まり、意欲的に一日のスタートを切ることができます。その後、ヨガの練習をすれば完璧です！

自然の衝動に耳を傾けて いらないものを吐き出そう

人間には、排尿、排便、おなら、吐き気、くしゃみ、げっぷ、あくび、空腹、のどの渇き、涙、眠気、疲労によるため息、射精（男性のみ）といった13もの自然の衝動があります。アーユルヴェーダでは、なるべくこれらの衝動を抑えないことをすすめています。「ヴァータ」の働きが乱れ、体のこわばりや疲労など、体調不良の原因になるからです。

まずはトイレを我慢しないことから始めてみましょう。仕事が忙しいと、排便のサインを見逃してしまうこともあるので、ゆっくりトイレに行ける時間を確保することも大切です。ヨガのポーズの練習をすることで、腸の動きを活性化し、スムーズな排泄を助ける腹筋も鍛えられます。

涙も自然の衝動です。大人になった私たちも、泣きたいときは我慢せずに思い切り泣きましょう。そのあとはスッキリして、気持ちが軽くなるかもしれません。

また、疲れたときにはハーッとため息をついてみましょう。さまざまな抑圧や緊張から少し解放されるかもしれません。ヨガの練習でも、きついポーズのときはあえて息をしっかり吐いて、力を抜きます。

いらないものは涙やため息と一緒に出して、心に余裕を作り、幸せを呼び込んでみませんか？

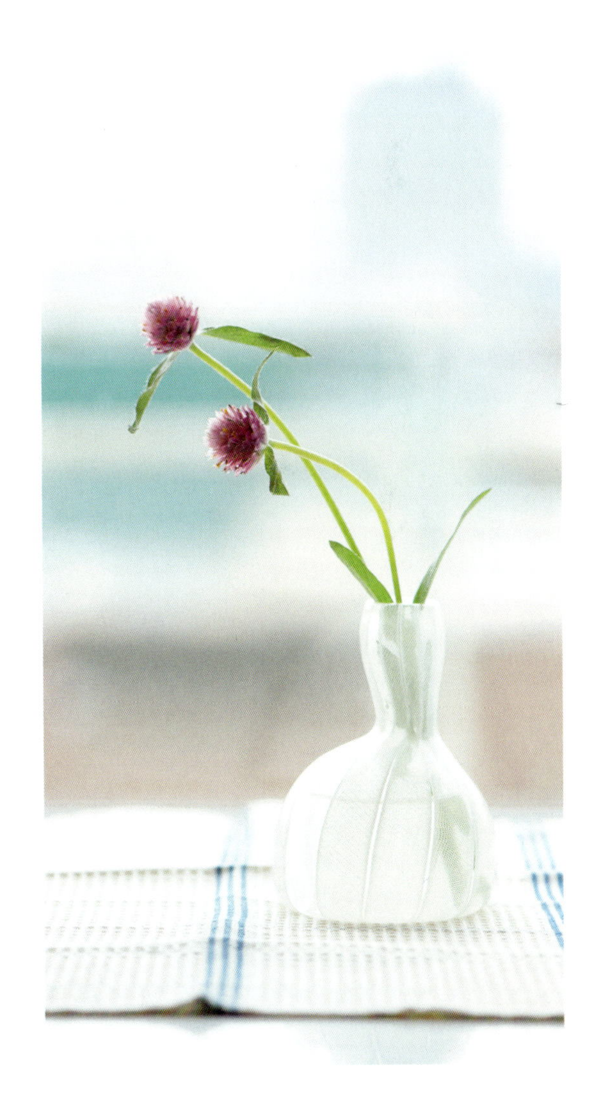

運動で体力・消化力・免疫力アップ

自分に合った日常的なエクササイズは、体力、消化力、免疫力の３つの力をアップさせます。運動に最も適した時間帯は朝です。朝の６時から 10 時は水のエネルギー「カパ」が優勢になり、倦怠感が生まれやすい時間帯ですが、この時間帯に運動することで、その後の一日も活動的に過ごせます。起きた直後は体がより硬く感じられるので、トイレや洗顔などの身支度を先にすませ、起床後 30 分〜１時間ほど経ってから運動を始めましょう。

アーユルヴェーダでは、その人の体力の半分程度の運動が適量と考えます。目安としては、額や脇の下にじんわりと発汗がある、適度に心臓がドキドキする、運動後にのどが渇く程度。個人差があるので、そのときの自分にとって最適な運動量を探してみましょう。

年齢や季節によっても運動量を調整する必要があります。一年の中でもいちばん力が低下する真夏には、やりすぎないように注意しましょう。逆にいちばん力が高くなる真冬には、発汗するまでしっかりと運動することが、体のこりや硬さをほぐし、冷え対策にもなります。

自分のペースで体をあらゆる方向に動かし、強さとしなやかさを養うヨガのポーズの練習はアーユルヴェーダで最も推奨されている運動のひとつです。達成感や爽快感、喜びが伴うことも大切ですから、無理なく楽しみながら練習を続けてください。

おなかがすいてないのに食べるのをやめよう

何時になったから、この先おなかがすいてしまうと困るからといって、何となく食事をしていませんか？ 空腹感はこれから口に入れる食べ物をきちんと消化するための準備ができたというサインです。

食べる前に「今、本当におなかがすいている？」と自分に問いかけてみましょう。空腹でなければ量を減らすか、一食抜いてもかまいません。ダラダラ食いや間食を控え、空腹を感じてから食事をすると、一層おいしく感じられるはず。腹八分目を目安に、

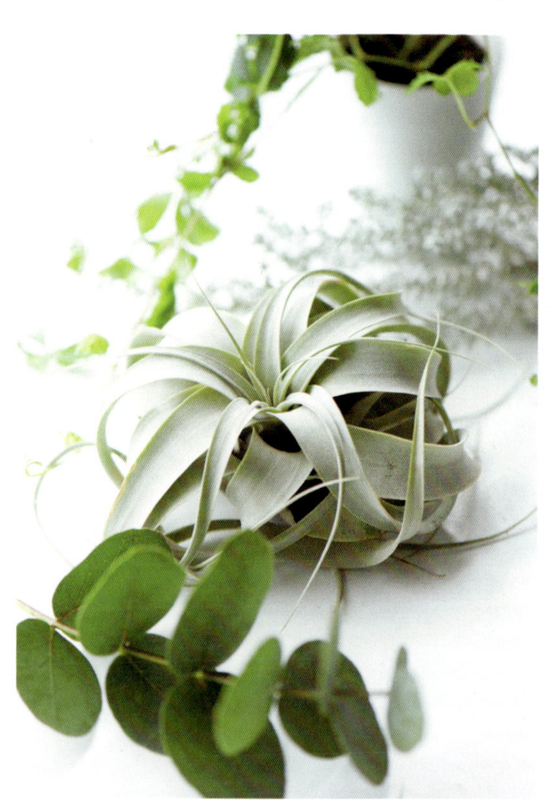

その時々の空腹具合で、自分のための一人前を決めましょう。

生命体である私たちがイキイキと過ごすためには、新鮮でナチュラルな食べ物が必要です。加熱調理をして３時間以上経ったものは、心の性質のひとつである「タマス」(p.42) が増えるとアーユルヴェーダでは考えます。加工の進んだものより、旬の素材を使ってさっと調理した作りたてのものを、せめて一日一食は食べましょう。一食すべてが作りたてでなくても、一品でも工夫して摂りたいものです。

満足感をもって、おいしくいただくことも大切です。精神的に不快な状況での食事や、大人になってから嫌いなものを無理して食べるということは消化の妨げになるので控えましょう。また、ながら食べや早食いも胃腸に負担をかけるだけでなく、精神にも影響があります。自然界への感謝とともに、五感を楽しませながら、体と心の栄養になる充実した食事の時間を過ごしましょう。

最高の飲み物、白湯を飲もう

白湯は最も優れた飲み物と言ってもいいほど、飲むだけで健康に美しくなれる最高のドリンクです。体を温め、代謝を活発にし、消化を促進します。排泄をスムーズにし、むくみの改善にもつながります。

小腹がすいたとき、おやつが食べたくなったときは、まず白湯を飲んでみましょう。それで口さみしさが落ち着くことも多く、ダイエットにもつながります。また、食べすぎや、油っこいものを食べたあとに少し熱めの白湯を飲むと、消化を助けてくれます。

冷たい水よりも白湯のほうが体にはやさしいので、真夏以外は普段から白湯を飲むようにしましょう。外出先ならポットのお湯でもいいし、水筒に入れて持ち歩いてもいいですね。

疲れたとき、体がこわばってきたとき、どこかスッキリしないときにも、だまされたと思って白湯を一杯飲んでみてください。最初はお湯なんて味気ないと思っていても、だんだん慣れてくると、ほんのり甘く感じられて、おいしく飲めるようになりますよ。

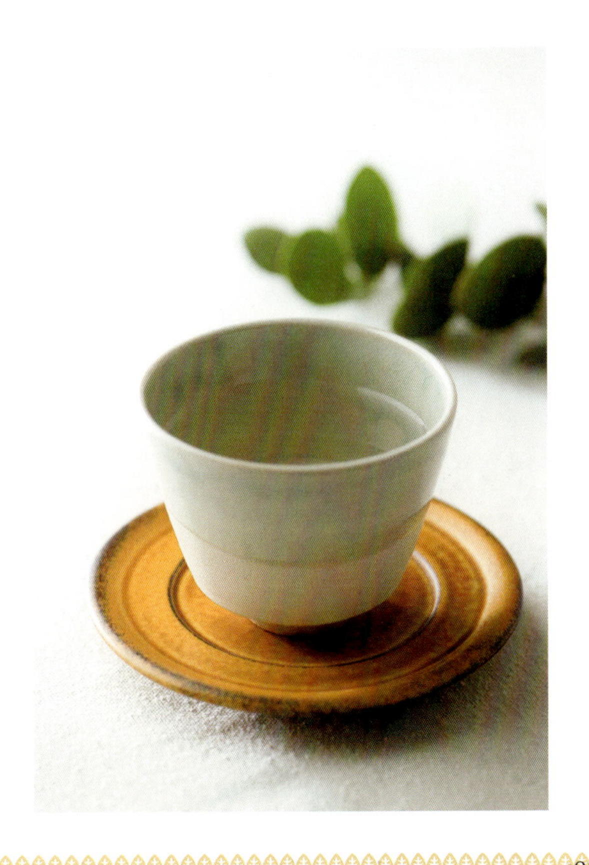

「時・場・量」を行動の基準にしよう

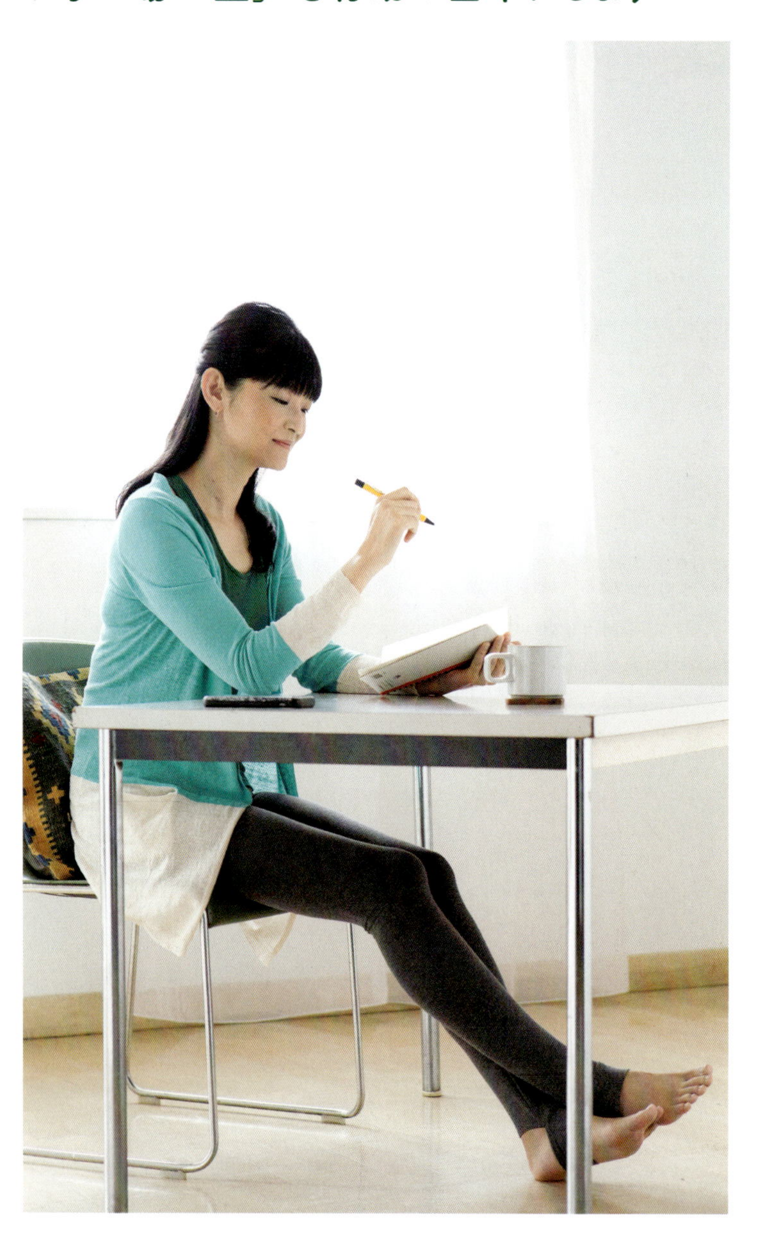

ヨガの練習をいつ・どこで・どのくらいするのか決めるように、生活のすべてにおいて、「時と場と量」という３つの要素を基準に考えてみましょう。
「時」については、年齢、季節、朝昼晩のほかに、食前、食事中、食後など食事にかかわるときもあります。また発熱時、月経中などの体調にかかわるときもあります。
「場」については、自宅、職場、公共の場、お祝いの席やお別れの場もあります。場所によってふさわしい振る舞いや、服装なども変わってくるでしょう。
「量」については、例えばヨガの練習なら何回、何分練習するか。食事ならどのくらい食べるとちょうど腹八分目になるのか。

私も仕事、勉強、食事、睡眠、休養など、生活すべてにおいて、この３つの要素を意識しています。これによって、今何をするべきかが明確になったり、やりすぎ・やらなさすぎの程度も見えてきます。自分自身や他者とかかわる中で、その状況にいちばんふさわしい行いを決めるバロメーターとして、利用してみてください。

～一日の終わりに～
反省会はあと回し。今日頑張ったことを思い出そう

めまぐるしい一日を過ごし、頭や心にたくさん刺激を受けたままの状態でベッドに入っても、なかなか寝つけません。夢の中にまで仕事や悩み事を持ち込む可能性もあります。あれが出来てない、これを持ってないと、反省会で一日を締めくくるのはやめましょう。良い睡眠がとれないと、一向に脳が休まらず、翌日の目覚めもスッキリしません。

私たちの心は不足感を見つけるのはとても上手だと、ヨガ哲学でもいわれています。足りていることを知るのはとても大切です。出来ていること、持ちあわせていること、恵まれていることなどは、当たり前になっていませんか？ 困難な状況のときでさえ、その裏にはたくさんのいいことが潜んでいるはずです。

反省会は次の日の朝に回し、一日の終わりには、今日できたこと、頑張ったこと、よかったこと、楽しかったことなどを存分に思い出しましょう。たとえ特別なことがなかったとしても、大事が起こらなかった平穏な一日に感謝します。

湯船にゆっくりつかり、体の硬さや緊張をほぐすのもいいでしょう。太白ごま油でオイルマッサージをしてからの入浴は特におすすめです。時間がないときは岩塩をティースプーンに３～４杯程度、お風呂に入れて入浴してみてください。さらに体が温まり、こりもほぐれやすくなるでしょう。何かをしながらの入浴ではなく、キャンドルの明かりとともに、静かな時間をゆっくり過ごすことをおすすめします。

そして、なるべく早めに寝室に向かいましょう。夜の10時から翌２時の間は「ピッタ」(p.62) という火のエネルギーが優勢になる時間帯で、この時間帯に寝て感覚器官を休めると、脳が情報処理をしてくれます。夜10時の就寝はなかなか難しいと思いますが、せめて日付が変わらないうちにベッドに入ることを心がけてください。頭をたくさん使った日や、多くの人と話した日は「ヴァータ」のエネルギーが上がって寝つきにくくなるので、耳のマッサージ (p.85) がおすすめです。

今日という日に「ありがとう」を言って、手放してください。身軽な心で目を閉じるとき、きっと質の高い睡眠が待っていることでしょう。

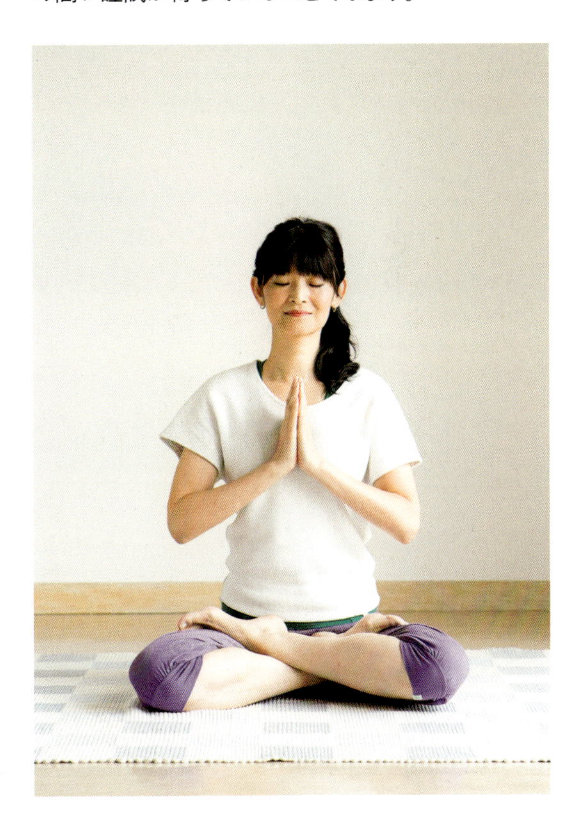

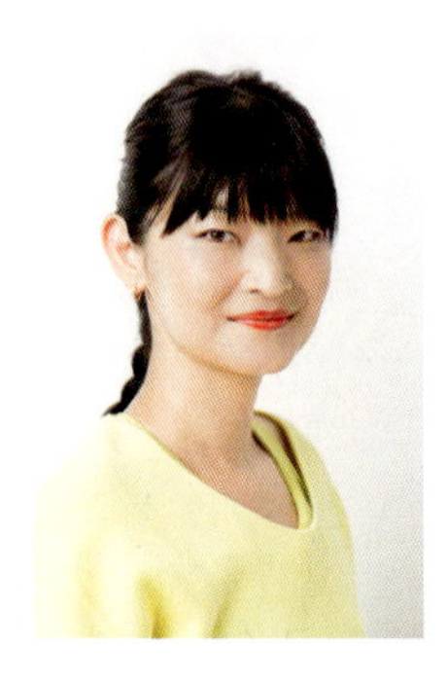

著者紹介

HIKARU ひかる

アンダーザライト ヨガスクール リードトレーナー
全米ヨガアライアンスE-RYT500
YACEP認定講師
Sivananda Yoga正式指導者
アーユルヴェーダ・ヒーリングコンサルタント（日本アーユルヴェーダスクール認定）
Ayurvedic Medicine Practitioner（米国補完医療大学発行）

国内外のファッションモデルとして活躍中、ヨガと出会う。さまざまなスタイルのヨガを学び、日々の自己練習から得た経験を多くの人に伝えていきたいという思いから、2002年よりヨガを教え始める。現在はアンダーザライトヨガスクールでレギュラークラスやティーチャーズトレーニングのメイン講師を担当。全国各地でワークショップを行っている。
2009年からアーユルヴェーダを本格的に学び始め、ヨガとともにワークショップや個人カウンセリングに活動の場を広げている。AyuSya（アーユシュヤ）では、ヨガとアーユルヴェーダの叡智を統合させたセルフケアの方法を提供している。

【HIKARUのヨガクラス情報】
HIKARUのホームページ
http://ayusya.jp
アンダー ザ ライト ヨガスクール
http://www.underthelight.jp

＊参考文献

『やさしく学ぶYOGA哲学 バガヴァッドギーター』（アンダーザライトヨガスクール）

『やさしく学ぶYOGA哲学 ヨーガスートラ』（アンダーザライトヨガスクール）

『女性のためのアーユルヴェーダ』春秋社

『Ayurveda and the Mind: The Healing of Consciousness』Lotus Press

＊衣装協力

・tejas（株式会社ネイシュ）
Tel.03-3384-3520
https://tejasyogawear.com/

・lululemon（lululemon athletica JP）
http://www.lululemon.co.jp

・Juana de Arco（H.P.FRANCE）
Tel.03-5766-8520
http://www.juanadearco.jp

STAFF

装丁・本文デザイン／鈴木悦子（プールグラフィックス）
イラスト／蛯原あきら
スタイリング／北川幸江
ヘア&メイク／高畑奈月、葉っぱ（KIND）
撮影／黒澤俊宏（主婦の友社）
校正／森島由紀
DVD制作／山内純子
編集／岩村優子
編集協力／中野明子（BBI）
編集デスク／深堀なおこ（主婦の友社）

DVDつき 体が硬い人のヨガ入門 4週間プログラム

2019年6月30日　第1刷発行
2020年7月20日　第3刷発行

著　者　HIKARU
発行者　矢崎謙三
発行所　株式会社主婦の友社
〒112-8675
東京都文京区関口1-44-10
電話　03-5280-7537（編集）
03-5280-7551（販売）
印刷所　大日本印刷株式会社

ISBN978-4-07-435666-9

■DVDの動作に対するお問い合わせは、DVDサポートセンター（電話0120-50-0627）まで。
＊お問い合わせ受付時間　月～金（祝日を除く）10:00～17:00
■本書の内容に関するお問い合わせ、また、印刷・製本など製造上の不良がございましたら、主婦の友社（電話03-5280-7537）にご連絡ください。
■主婦の友社が発行する書籍・ムックのご注文は、お近くの書店か、主婦の友社コールセンター（電話0120-916-892）まで。
＊お問い合わせ受付時間　月～金（祝日を除く）9:30～17:30
主婦の友社ホームページ
https://shufunotomo.co.jp/